ER必携
救急外来Tips 1121

著 **山本基佳**
相澤病院 卒後臨床研修センター 副センター長
救命救急センター 副センター長

日本医事新報社

巻頭言

『Text readingではなく、Patient readingを！』（川崎富作）

そう、川崎富作先生はあの川崎病を発見された偉大な先生です。この川崎先生のお言葉は一見、テキストを読むことを否定されているように見えますが、決してそうではなく、教科書を読むのはもちろんのことだけれども、それ以上に患者さんをよく読め、という臨床医に対する熱いメッセージなのだ、と私は理解しています。特に研修医の皆さんは、しっかりとテキストを読みながら患者さんから学んでいく必要があります。ですが、救急外来での研修中はもちろんのこと、それ以外の科も含め多忙を極める臨床研修期間中、内科のHarrison、救急のTintinalliやRosenといった、「誰が通読するの!?」（もちろん通読している並外れた方も時々おられますが…）という、系統的とは言えあまりに分厚いテキストを読む時間は十分にはないことでしょう。一方で、実のところ、現場での先輩医師や指導医のアドバイスから学ぶこともとても多いものです。つまり、臨床現場での「耳学問」が君を助けるのです。

この本には、経験豊富なERドクターからの「耳学問」的なエッセンスが溢れています。「耳学問なんて、断片的な知識にしかならないでしょ!?」と、侮ってはいけません。ER診療のエキスパートである著者からの「耳学問」は、何にも勝る忠告として、時に厳しく、時にユーモアを交えながら、皆さんのER診療を力強くサポートしてくれることでしょう。

この本が対象としているのは、医学部卒業後間もない初期研修医の方々。タイトル通り、皆さんのER研修に必携の本です。研修開始のできるだけ早い時期に、まずは「Chapter 33 診療の心得」から読み始めてみることをお勧めします。研修期間中、この本に書かれていることを心がけることで、研修はより安全で着実なものとなるでしょう。

また、この本は経験を重ねてきた医師にも、きっと役に立つことでしょう。臨床医として懸命に努力はするけれども、それでも医者として迷うことはあり、間違いもあります。私自身、ERから患者さんを帰宅

させる際、今でも少なからず怖さを感じます。「これで大丈夫なのだろうか…？」と。誰も完璧にはなりえない以上、できるだけミスを少なくするという不断の努力が必要であり、それにはER診療のピットフォールを常にリマインドしておくことが重要です。この点において、この本は初期研修医だけでなく、中堅医師やベテラン医師も折に触れて読み返す価値がある一冊です。

　この本があなたのER診療の「お守り」になると信じています。

Guam Memorial Hospital Emergency Department
許 勝栄

はじめに

「ERが落とし穴だらけ」というのは有名な話で、油断するとすぐに穴に落ちてしまいます。明らかに落とし穴がありそうな胸痛や頭痛はもちろん、落とし穴がなさそうな風邪や捻挫であっても、必ずどこかに大なり小なりの診療のピットフォールがあり、そこに潜む魔物が私たちを穴に落とそうとしてきます。しかし私達は何とかして落とし穴を回避しつつ、その先にいる患者さんを助けださなければなりません。

私は救急外来で診療をするようになり10年が経ました。それでも未だ見ぬ落とし穴がたくさんあります。日常診療では常に「落とし穴がないところがあれば教えて欲しい」と思いながら診療をしていますが、10年経ってもわからない落とし穴があるのです。ただこの10年でわかってきたこともあります。それは「大きな落とし穴の場所」と「小さくても落ちやすい落とし穴の場所」です。この2つの場所はだいぶわかるようになってきました。おそらく目の前の道、すべてに落とし穴があるわけではないでしょう。きっとどこかに患者さんを救うための道はあるはずです。「大きな落とし穴」と「落ちやすい落とし穴」を回避していくだけでも、目的の場所にかなり安全に近づけるのではないでしょうか。

本書は、この10年、初期・後期研修医、ER医として救急外来で診療をしてきた私からの「落とし穴マップ」です。内容の多くは、ERでいっしょに働いた初期研修医の先生方とのやりとりから生まれたものです。自分が見つけた穴もあれば、人から教わった穴もあります。うまく回避できた穴もあれば、無念にも落っこちてしまった穴もあります。「そこは落ちやすいよ」と教えてもらったのに、不注意で落っこちてしまった穴もあります。そんな落とし穴に皆さんがはまらないよう、できるだけ多くのことを「落とし穴マップ」として記載しました。

私達は落とし穴に落ちている暇はありません。落とし穴の向こう側で助けを求めている患者さんのもとに一刻も早く辿り着き、救い出せるようにしていきましょう。

2017年4月　山本基佳

CONTENTS

巻頭言
はじめに

1 内科

Chapter ❶ 内科一般 ……………………………………………………………… 2
一般　2／免疫低下　3／輸液・栄養　3／痛風　5
血液検査関連　5

Chapter ❷ 消化器内科 ……………………………………………………………… 9
下痢・便秘　9／腹痛　11／消化管出血・内視鏡　13
肝・胆・膵　15

Chapter ❸ 呼吸器内科 ……………………………………………………………… 19

Chapter ❹ 代謝・内分泌内科 …………………………………………………… 23
低血糖　23／高血糖　24／内分泌　25

Chapter ❺ 腎臓内科 ……………………………………………………………… 29
透析　29／電解質異常・酸塩基平衡異常　29
アシドーシス　30／横紋筋融解　32

Chapter ❻ 神経内科 ……………………………………………………………… 36
神経診察　36／髄膜炎・脳炎　38／くも膜下出血　40
脳梗塞・脳出血・TIA・頭蓋内疾患　41／痙攣　42
神経・筋疾患　43

Chapter 7　血液内科 ……………………………………………………… 46

Chapter 8　感染症科 ……………………………………………………… 47
感染症一般　47／渡航感染症　52

Chapter 9　インフルエンザ ………………………………………………… 57
一般　57／検査　58／投薬　61

Chapter 10　循環器・心臓 ………………………………………………… 65
一般　65／心筋梗塞　68／不整脈　71／その他胸痛　75

2　外科

Chapter 11　外科一般 ……………………………………………………… 80

Chapter 12　整形外科 ……………………………………………………… 83
基本原則・診察　83／処置（包帯・シーネ固定など）　87
上肢　89／下肢　94／脊椎・体幹　98

Chapter 13　傷の治療 ……………………………………………………… 104
処置一般　104
縫合・テーピング（皮膚接合用テープによる固定）　107
熱傷　110／創感染についての考え　111／局所麻酔　112
特殊処置　113／破傷風　115

3 その他の診療科

Chapter 14 アレルギー科 120
病歴・問診 120／治療 125／アナフィラキシー 128
血管性浮腫 131

Chapter 15 産婦人科 134
妊娠 134／妊娠と薬 136／妊娠中の疾患・婦人科疾患 139
授乳 141

Chapter 16 小児科 146
小児一般 146／異物誤飲 147

Chapter 17 眼科 149

Chapter 18 耳鼻咽喉科 154
耳疾患 154／鼻疾患 155／咽喉頭疾患 156

Chapter 19 泌尿器科 158
無尿・尿閉・導尿 158／血尿 159／尿管結石 160
急性陰嚢症 162／陰茎疾患 163／尿路感染症・性感染症 164

Chapter 20 皮膚科 168
軟膏・クリーム 168／皮膚疾患 169／ヘルペス・帯状疱疹 171
虫刺症 172

Chapter 21 歯科口腔外科 176

Chapter 22 精神神経科 ──────── 178

Chapter 23 画像診断 ──────── 180
エコー　180／放射線検査　181

Chapter 24 環境障害 ──────── 186
体温測定　186／熱中症　187／低体温　188／凍傷　190
溺水　190／高山病　192

Chapter 25 麻酔 ──────── 194
全身麻酔・局所麻酔　194／局麻アレルギー・局麻中毒　194
腰椎麻酔・腰椎穿刺　196

Chapter 26 気道 ──────── 198
酸素投与　198／血液ガス分析　202／気道確保　203

Chapter 27 意識障害 ──────── 208

Chapter 28 薬物 ──────── 210

Chapter 29 輸血 ──────── 217

Chapter 30 救急 ──────── 218
心肺停止・蘇生　218／外傷　219／縊頸　221／災害医療　221
脳死・死後の問題　221

Chapter 31 中毒 ──────── 223
中毒一般　223／胃洗浄・活性炭　224

アセトアミノフェン中毒　225／一酸化炭素（CO）中毒　226
有機リン中毒　228／アルコール関係　230／その他　230
生物毒　231

4 マナーと心得

Chapter 32 問診と診察・診断 …………………………… 234
問診に関すること　234
身体診察・バイタルサインに関すること　236
診断に関すること　239／診察の注意事項　240／その他　241

Chapter 33 診療の心得 …………………………………… 243
上司にホウレンソウ　243／トラブル発生　245
他科コンサルト　246／他スタッフとのこと　249
紹介状・診断書関係・病院のきまりなど　251／衛生管理　254
マスク　255／ゴミ問題　255／滅菌操作　256／後片付け　257
口頭プレゼンテーションのコツ　258／日本語　260
カルテ記載のコツ　264／研修医の心得　267／ロールモデル　272
レポート・原稿　273／学会　274
診療・問診・態度・マナーなど　275／フォローアップのコツ　279
家族とのやりとり　280／難しい患者さんの対応　281

コラム

「耳学問」でフリーズを解除せよ　6
こんなところがつながっちゃうなんて…　17
入れる順番に注意しましょう　25
メイロン®でNa負荷を考える　33

ワレワレハ、ツネニ監視サレテイル① 　44
ワレワレハ、ツネニ監視サレテイル② 　55
やりっぱなしはだめ 　76
表現が難しい解剖学的部位（問題編） 　93
表現が難しい解剖学的部位（解答編） 　102
AにするかBにするか方針に迷ったら 　116
アレルギー① 　122
アレルギー② ─サバアレルギー 　123
帰宅してもらう場合のコツ─布石を打っておく 　126
アレルギー疑いの人にどう対応していますか？ 　132
妊娠しているか妊娠していないか、それが問題だ 　143
ERでのKUB 　166
ERで押さえておくべき刺咬症 　174
患者さんが持ってきたものは…！ 　175
頭部CTでは「脳以外」もみよう 　183
「左右対称＝異常がない」？ 　185
適正酸素流量について 　199
酸素流量と吸入酸素濃度の覚え方 　201
その血液が「動脈血である」と君は言い切ることができるか 　206
薬の規格はたくさんある 　213
薬の名前もたくさんある 　214
他科紹介時に最低限必要な検査とは？ 　248
次につなげるということ 　250
紹介状を書こう 　253
略語は避けよう 　259
同音異義語 　262
単位の認識は難しい 　266

内科

1. 内科一般
2. 消化器内科
3. 呼吸器内科
4. 代謝・内分泌内科
5. 腎臓内科
6. 神経内科
7. 血液内科
8. 感染症科
9. インフルエンザ
10. 循環器・心臓

Chapter 1
内科一般

● 一般

0001 数日前からの「風邪症状」で救急受診…。「風邪症状」って何？
▶ 倦怠感、発熱、鼻汁、咳嗽、食欲低下、咽頭痛、喀痰、ふらつき、頭痛、嘔気……。具体的に何があったのか。詳しく聞きましょう。

0002 インフルエンザ流行期は、発熱患者に対して一部のNSAIDsや総合感冒薬の処方に気をつけること。
▶ インフルエンザやその偽陰性だった場合に脳症が心配。

0003 咳止め（鎮咳薬）は排痰・排菌が抑制されるので注意。
▶ 鎮咳薬の適応になるのは、咳があまりにつらい場合、咳嗽で高度の不眠がある場合、肋骨骨折を伴い咳嗽で痛みが増強する場合など。一方、気管支喘息発作中や慢性肺疾患に続発する心不全などには禁忌になる。

0004 高血圧患者の誤嚥性肺炎の予防にACE阻害薬を処方する人もいる。
▶ 副作用の咳嗽を利用して、喀痰排出を促すため、という。

0005 鎮咳薬は、「中毒」、「依存症」になる人がいる。
▶ 鎮咳薬には麻薬性に分類されるものがある（コデインリン酸塩など）。市販の咳止めにも注意。

0006 咳嗽の原因は呼吸器感染症だけではない。
▶ 心不全、後鼻漏、アレルギー、喘息、逆流性食道炎、薬剤

性、異物誤嚥など。つまり、非呼吸器疾患も思い浮かべること。

●免疫低下

0007 免疫抑制状態にある患者さんの発熱は気をつけたほうがよい。

▶抗菌薬投与や培養検査の閾値が下がる。ERで出会うことが多いのは、糖尿病、ステロイド内服中、化学療法中の患者さん。

0008 外傷やがんなどで脾臓摘出術を受けた患者さんがいる。脾臓のない人は免疫抑制状態であることの認識をすること。

▶発熱があれば感染源はなさそうでも抗菌薬を検討。そのまま帰すと、敗血症になって戻ってくることがある。

＊Rubin LG, et al：N Engl J Med. 2014；371（4）：349-56.

0009 bDMARD（biological disease-modifying antirheumatic drug：生物学的疾患修飾抗リウマチ薬）は免疫抑制が起こることを認識すること。

▶ステロイド使用患者や免疫抑制状態と同様、発熱時などには慎重に対応を。

●輸液・栄養

0010 開始液、維持液、細胞外液、晶質液、膠質液、糖液、リンゲル（乳酸、酢酸）液…。

▶輸液の区別はできていますか？ 1号液（開始液）が生食と5％ブドウ糖を1：1にした輸液だということを知らない先生は意外と多い……。基本なので押さえておこう。

0011 ERの初期輸液で3号液（維持液）は使うか？

▶ Kがそれなりに入っているので、初診患者に対して生食やリンゲル液の感覚で使うと痛い目にあう。投与量や投与速度によっては危険。

0012 ビタミンB_1（チアミン）補充が必要な患者。さて総合ビタミン剤（ビタメジン®など）で補充する場合、チアミンは何mg入っている？

▶ 自分の病院の総合ビタミン剤の具体的な内容を確認。不足時には1剤では足りないことがある。ビタミンB_1であれば、単一の製剤（アリナミン®Fなど）もある。

0013 ビタミンCの意外な作用。感冒予防、抗酸化剤としての使用、鉄剤の吸収促進など。知ってる？

▶ 負の作用もある。たとえば多量摂取で尿潜血の偽陰性化。

0014 診断に難渋したときは…。栄養障害を鑑別に。

▶ Wernicke脳症、脚気のようなビタミン欠乏や微量元素欠乏（亜鉛など）は忘れた頃にやってくる。でも入院後になんとなく始めた総合ビタミン剤で診断前によくなる人もいる。おそらく見逃し例は多い。

0015 ペラグラはナイアシン欠乏のこと。もともとはイタリア語で肌荒れの意味。

▶ 4徴として、diarrhea（下痢）、dermatitis（皮膚炎）、dementia（認知症）、death（死）が知られている。5徴目としてdelay（診断の遅れ）も提唱されている。

* Kapoor R, et al：N Engl J Med. 2014；371（23）：2218-23.

●痛風

0016 痛風患者。急性期の治療は鎮痛・抗炎症薬のみでよい。ERでは新たに尿酸降下薬は処方するな。

▶尿酸値の上昇でも下降でも、急性期に尿酸値が変動すると痛みが増悪・遷延すると言われている。発作中、尿酸降下薬の開始や中止は避けること。鎮痛と抗炎症に徹すること。

＊日本痛風・核酸代謝学会ガイドライン改訂委員会：高尿酸血症・痛風の治療ガイドライン. 第2版. 2012年追補版, p9-10.

0017 痛風患者。ERで鎮痛するだけで満足するな（0016で言っていることと矛盾しているように聞こえるが）。

▶痛風発作自体は、痛みはあるが怖くない。本当に怖いのは痛風腎や高尿酸血症による動脈硬化性病変の進行など将来的な問題。尿酸値コントロールのため、後日でよいので内科受診を勧めよう。

0018 足趾腫脹などで痛風発作を疑う患者に対してERで尿酸を測定する意義はあまりない。

▶尿酸値が高くても低くても痛風発作はあり得るため。

0019 結晶性関節炎という言葉がある。

▶関節内、滑膜などに結晶が沈着して起こる関節炎。痛風（尿酸）と偽痛風（ピロリン酸カルシウム）を包括するため、用語として使いやすい。

●血液検査関連

0020 TC（総コレステロール）はHDL、LDL、TGから換算できる（Friedewald式〔フリードワルド式〕）。

▶LDL = TC - HDL - TG/5。4つのうち3つの数字がわかれば残り1つも出せる。全部検査する意義は少ない、ということ（上記式が使えるのは、TGが空腹時、かつ400 mg/dL以

下の場合に限る)。

0021 D-ダイマーとFDPは換算できる。
▶ 1つがわかればもう一方の値も（ある程度）わかる。こちらも、両方提出する意義は少ない、ということ。

0022 D-ダイマーとFDPの換算は、その病院で用いられている測定キットによって換算率が異なる。
▶ 自分の病院の測定キットの会社名を知らなければ換算できない。

● D-ダイマー・FDP換算表

測定キットを販売している会社名	FDP 10μg/mL	FDP 25μg/mL
	D-ダイマー（μg/mL）	
シスメックス	5.4	13.2
日水	10.4	27
バイオビュー	6.5	8.82
ヤトロン	6.63	16.31
ロッシュ	4.1	10.1
第一化学	6.18	13.26

日本救急医学会DIC特別委員会：日本救急医学会雑誌. 2007；18：237-72. より

コラム 「耳学問」でフリーズを解除せよ

麻酔器を使いながら気管内挿管をしようとしたときの話です。

麻酔薬を静注すると、患者さんが眠り始めました。患者さんの呼吸が次第に弱くなっていきました。私はマスク換気をしようと麻酔器のバッグを押しました。そのときです。「バリッ」。なんとバッグが破けてしまいました。一瞬、場の空気が凍ったのがわかりました。バッグがないと換気ができません。患者さんの呼吸は止まり始めました。さあ、あなたならどうしますか。

「別のバッグを持ってきてください」。私は看護師に穏やかに告げました。自分でも冷静なのがわかりました。私は麻酔器のレバーを倒し、換気モードを手動換気から器械換気に切り替え、両手で下顎挙上をしながらマスクを患者さんの顔に密着させました。患者さんはマスクホールドによる器械換気で呼吸しはじめました。新しいバッグが届くまで1分強くらいだったと思います。その時間を特に長くも感じず、落ち着いて対処することができました。

　どのように対応するか、答えはほかにもいくつかあると思います。麻酔を覚ます、そのまま気管内挿管、ラリンジアルマスクのような上気道デバイスでつなぐなどのほかに、もちろん人を呼んだり、病棟なら救急コールの発動をすることもあるでしょうか。あなたは突然の出来事に平静に対応することができますか？

　中止するか、続行するかは状況にもよると思いますし、正解は1つではないでしょう。でも一番まずいのは、「フリーズ」して何もできなくなることではないでしょうか。緊張したり予期せぬ場面に遭遇すると、「頭が真っ白になる」、「動けなくなる」人がいます。しかし、臨床の現場、特に救急の場でこうなると患者さんは命を落としてしまいます。

　思考停止に陥らないようにするにはそういう場を多く経験して慣れるしかありません。でもこんな経験、あまり多くしたくはありませんし、そんな予想外のことばかり起こる病院はそもそもその体制が問題です。研修で身につけるにはどうすればよいでしょうか。

　そんなときに役に立つのが「耳学問」だと私は思います。私は自分が後期研修医のときに、とある上級医の先生が最初に提示した症例と同じような経験をしたことがあるのを聞いたことがありました。その先生は十何年か前、麻酔導入時に麻酔薬を静注した後で、麻酔器のバッグが使えなかったことに気がついたそうです。私の経験と状況は多少異なりますが、バッグが届くまでの対応方法をその先生から聞いたことがあったので、私は最初の事例で麻酔器のレバーを倒し、比較的平静に対応することができたのだと思います。もしその耳学問がなければ、経験の少なかった私は間違いなく「フリーズ」してしまっていたことでしょう。

　日常診療はそうした耳学問にあふれています。耳学問でフリーズを解

除してください。本書には1つでも多くの「耳学問」をと願いをこめてたくさん盛り込んだつもりです。是非1つでも多くのことが、将来どこかで皆様のお役に立てればと思います。

Chapter 2
消化器内科

●下痢・便秘

0023 下痢の患者はどんな便か詳しく聞くこと。
▶完全な水様便か、軟らかい有形便かで全然違う。タール便を下痢という患者もいる。

0024 下痢患者。抗菌薬を内服していた。原因は？
▶ひとまず考えることは3つ。①もともとの胃腸炎による下痢、②抗菌薬内服による下痢、③偽膜性腸炎による下痢。

0025 下痢の患者には「最近の」抗菌薬使用歴を聞くこと。「最近の」とは少なくともここ2カ月、をさす。
▶*Clostridium difficile* 感染は、抗菌薬中止から1カ月はリスクが7〜10倍、2カ月はリスクが3倍。

*Centers for Disease Control and Prevention (CDC): MMWR Morb Mortal Wkly Rep. 2012; 61 (9): 157-62.

0026 急性期の下痢に無闇に止痢薬やブチルスコポラミン臭化物（ブスコパン®）を出してはいかん。
▶腸管蠕動抑制からの毒素や菌の停滞により細菌性腸炎が重症化する恐れがある。

0027 細菌性腸炎疑いの人に活性生菌製剤＋抗菌薬、なんて処方はしていませんか？
▶内服した生菌が一緒に内服した抗菌薬ですべて死滅する。意味のないことはしないように。

0028 活性生菌製剤＋抗菌薬という処方のためには耐性の活性生菌製剤、すなわち「R」がついた製剤（ラックビー®R、エンテロノン®R、ビオフェルミン®Rなど）がある。

▶「R」製剤は知っていますか？　Rはresistance、つまり耐性の意味。ちょっとした抗菌薬存在下でも増殖する抗菌薬耐性の活性生菌製剤のことです。

0029 下痢患者の鑑別診断には必ず溶血性尿毒症症候群（HUS：Hemolytic-uremic Syndrome）を入れる。

▶腸管出血性大腸菌感染の合併症。急性腎不全、溶血性貧血、血小板減少が3徴。典型的には下痢が出てから5〜10日で起こる。

＊Calderwood SB：Clinical manifestations, diagnosis and treatment of enterohemorrhagic Escherichia coli (EHEC) infection. In：UpToDate, Post TW (Ed), UpToDate, Waltham, MA. (Accessed on April 19, 2016.)

0030 各腸炎に特徴的な疫学を知っておこう。

▶発生時期、摂取した飲食物、リスクファクターなどの聴取が原因微生物の同定につながる。

0031 鉄過剰状態、豚肉、豚腸、生カキ、低温（4℃）でも増殖可能、と言ったら…。

▶エルシニア腸炎を考える。

0032 汚染された鶏肉を摂取した可能性があったら…。

▶カンピロバクターを考える。便培養検査時は検査課にカンピロバクターを疑っていることを伝える。

0033 カンピロバクターは下痢の数週間後に発症し得るギラン・バレー症候群にも注意。

▶下痢の2～3週間後に発症することがある。2000例に1例くらい。

0034 便秘にむやみに浣腸をしないこと。

▶グリセリン浣腸の添付文書を見ると、たとえば急性腹症が疑われる患者には禁忌とある。ほかにも妊婦に浣腸して切迫早産になった症例も過去にはある。

0035 便秘に摘便するときには「被爆」に注意。

▶決壊したダムのように、突然吹き出すことがある。想像しただけで恐ろしい。自分や周りへの二次被害に注意。

0036 便秘に酸化マグネシウム製剤を処方するときには飲み合わせに注意。

▶多くの抗菌薬やジギタリス製剤の効果を弱めてしまう。

0037 便秘に酸化マグネシウム製剤を長期に処方するときは高マグネシウム血症に注意。

▶特に高齢者や腎機能障害の方で高マグネシウム血症を起こすことがある。

●腹痛

0038 胃痛という言葉は医学大事典には載っていない。

▶心窩部痛、もしくは上腹部痛という。ただし一般には胃という言葉がまかり通っている。

0039 「腹痛＋下痢」は必ずしも腹部疾患ではない。

▶アナフィラキシーのような全身疾患もある。ERの常識。

0040 腹痛患者。リパーゼはとった？
▶腹痛患者に対してリパーゼの採血忘れの先生が割と多い。

0041 腹痛患者。ビリルビンはとった？
▶ビリルビン忘れもときどきいる。特に採血項目を減らしている研修医に多い。検査を絞るのは悪くないが、必要なものは入れること。

0042 カルテのアセスメント欄に「胃腸炎」と書いてしまったら、もう一度「非胃腸炎」疾患を考えよ。
▶「胃腸炎」はゴミ箱診断になり得る。ERで安易に「胃腸炎」と診断するのはとても危険。

0043 ERで胃腸炎と診断するからには、それを裏づける情報をたくさんそろえること。
▶下痢は一度限りの軟便ではなく多量の水様便か、嘔気や嘔吐は伴うのか、病原体との接触についてそれらしい原因があったか、熱や腹痛の程度はどうか……。「胃腸炎」の疑いで帰宅方針のときは本当に他の疾患を見逃していないか、もっと慎重になって。

0044 消化管穿孔のフリーエアーは、単純X線写真では腹部（立位）よりも胸部（立位）のほうが得意。
▶腹部ではなく胸部というところがミソ。もちろん腹部CTには大きく劣る。

＊上田剛士, 他：ジェネラリストのための内科診断リファレンス. 医学書院, 2014.（インターネット版）

0045 虫垂が腫れているのに虫垂炎ではない場合がある。
▶回盲部の憩室炎や腫瘍がもとにあり、その炎症が虫垂に波及して虫垂が腫れているだけ、という場合。

0046 強い心窩部痛。心筋梗塞など他の致死性疾患は否定的。…アニサキスは？
▶ アニサキス症自体は死ぬ病気ではないが、問診から疑えば虫体摘出という治療もある。鑑別疾患に挙げること。

0047 痛がる割に腹部の圧痛所見に乏しい…。自覚症状と身体所見のギャップが大きい場合、血管病変を疑え。
▶ 上腸間膜動脈塞栓、脾梗塞、腎梗塞、大動脈解離、腹部大動脈瘤切迫破裂など……。忘れた頃にやってくる……。

0048 「精神症状（急な意識の変容）＋消化器症状（腹痛、嘔気）」＝急性間欠性ポルフィリン症。
▶ 普通の検査ではひっかからず見逃される。尿中ポルホビリノゲンの上昇で診断（非発作時には上昇せず）。稀だよ、とは言わないで。近くに実際に患者がいる。見つけるのはあなた。

＊田口瑞希, 著：山中克郎, 監：医学界新聞. 2014；3099：5.

● 消化管出血・内視鏡

0049 黒色便。上部消化管出血の疑いでコンサルトする前に鉄剤内服の有無をチェック。
▶ 鉄剤内服で便は黒色になる。もちろん鉄剤を飲んでいる人が出血していたということもあるので慎重に。

0050 鉄剤を飲んでいない人の黒色便。本当に消化管出血か。
▶ 鼻出血（の嚥下）や口腔内出血がピットフォール。

0051 血便（もちろん赤）。出血源は本当に下部消化管か。
▶ 上部からの出血でも大量出血では黒色化しないことがある。

0052 主訴「下から出血している」と言う人は、出血源を同定すること。特に女性はわかりにくいことがある。
▶「下血と思ったら性器出血」、「性器出血と思ったら血尿」、「血尿と思ったら下血」など。下血を産婦人科にコンサルトしないように。

0053 マロリーワイズ症候群と診断したら縦隔気腫の有無もみる。
▶あまりにも痛がればCTで確認。食道破裂を起こしていることが稀にある。

0054 痔の薬。坐剤や軟膏は知っている？
▶大腸菌死菌軟膏（ポステリザン®軟膏）というのがある。知っている人は知っている。知らなかった人もここで覚えよう。

0055 痔の薬。内服薬は知っている？
▶内服痔疾患治療剤（サーカネッテン®配合錠）。抗炎症剤や下剤の合剤。知っている人は知っている。知らなかった人もここで覚えよう。

0056 「食べ物が胸につかえた」人は、水も飲めなければ緊急内視鏡の適応になり得るので注意。
▶若い人でもたとえば肉片は詰まります。

0057 「食べ物が胸につかえた」人は、陰に隠れた食道・喉頭疾患に注意。
▶腫瘍などによる狭窄があったから詰まった可能性がある。

0058 「食べ物が胸につかえた」人で、心疾患の人は少ないと思うが…注意。
▶食べ物と関係なく「胸がつかえる」という主訴で虚血性心疾

患の人は普通にいる。本当に食事と関係ありそうか、慎重に対応を。

0059 胃瘻が抜けた。どうする？

▶穴が塞がると処置が大変なので早期に消化器内科コール。尿道カテーテルなどの管を一時的に入れておき、穴を塞がないようにしておくこともある。

●肝・胆・膵

0060 肝臓が悪い患者を評価するときはChild Pugh分類を用いよ。

▶肝性脳症、腹水、ビリルビン、アルブミン、PT-INRの5項目。最低5点、最高15点でclass A～Cに分類。

●Child Pugh分類

	1	2	3
肝性脳症	なし	1-2	3-4
腹水	なし	軽度 コントロール可能	中等度以上 コントロール困難
ビリルビン (mg/dL)	<2	2-3	>3
アルブミン (g/dL)	>3.5	2.8-3.5	<2.8
プロトロンビン時間 (秒、延長)	<4	4-6	>6
プロトロンビン時間 (%)	>70	40-70	<40
PT-INR	<1.7	1.7-2.3	>2.3

Child class A	5-6
Child class B	7-9
Child class C	10-15

UpToDateのCalculator：Child Pugh classification for severity of liver diseaseと肝炎情報センターホームページ（http://www.kanen.ncgm.go.jp/formedsp_cir.html）より改変

0061 高アンモニア血症は肝臓が悪い人にだけ起こるわけではない。

▶尿路感染症や内服していたバルプロ酸が原因であることも。

0062 肝細胞がんの既往がある人が腹痛で搬送されたら、破裂の可能性を考慮せよ。

▶腹腔内に大量出血して命を落とす。そもそも肝疾患の人は血小板低値や凝固異常がある人も多く、危険。

0063 セフトリアキソン（ロセフィン®）による偽性胆石症というものがある。

▶胆嚢内に排出されたセフトリアキソンが胆泥や胆石をつくってしまう。小児で多く報告されているようだ。多くは投与中止で自然に消失する。

0064 普通小児で胆石が起こることは稀。

▶溶血性貧血（鎌状・球状・楕円状赤血球など）、先天性胆管異常（胆道狭窄症）は例外。

0065 膵炎疑い。リパーゼとアミラーゼ（総アミラーゼ、p型アミラーゼ）はどちらがよい？

▶感度・特異度・費用のいずれの面からもリパーゼが勝っている。

＊急性膵炎診療ガイドライン2015改訂出版委員会編：急性膵炎診療ガイドライン2015. 第4版. 金原出版, 2015, p58-64.

0066 マクロアミラーゼ血症という概念がある。

▶アミラーゼに免疫グロブリンなどが結合し巨大分子化する。腎排泄が十分にできず、血中アミラーゼが高く、尿中アミラーゼは低くなる。非緊急疾患。アミラーゼ単独高値で膵炎の診断に飛びつくな。

0067 アミラーゼにはs型もある。

▶唾液腺のアミラーゼはs型（salivary glandのs、ちなみにp型はpancreasのp）。アミラーゼ単独高値で膵炎の診断に飛び

つくな。

0068 研修医「膵炎でした!」上級医「飲酒歴は?」研修医「……」

▶ 日本ではアルコールと胆石が2大原因でそこに特発性が加わる。特に男性ではアルコール性、女性では胆石性が多い。飲酒歴の聴取を忘れずに。

＊急性膵炎診療ガイドライン2015改訂出版委員会編:急性膵炎診療ガイドライン2015. 第4版. 金原出版, 2015, p23-5.

0069 研修医「膵炎でした! 飲酒歴聞きました!」上級医「尿は出ている?」研修医「……」

▶ 膵炎は死ぬ病気。全身状態には注意。ほか、採血ではCa、LDH、CRPなどが重症度やDICの判断で有用。血ガスも忘れずに。

コラム こんなところがつながっちゃうなんて…

医学を学んでいて、「こんなところがつながっちゃうなんて……」と感じたことはないでしょうか。

自分の場合は、医学部で初めて「鼻中隔穿孔」という言葉を聞いたときがそうでした。この鼻中隔穿孔を起こす背景には鼻ピアスや慢性の刺激はもちろんのこと、鑑別診断として、膠原病(多発血管炎性肉芽腫症)、重金属中毒(クロム)、梅毒、コカインの鼻吸入などが挙がります。「鼻の穴がつながっちゃうなんて」という驚きと同時に診断学の奥の深さを感じました。

ほかにも、つながってしまったことをきっかけに陰に隠れていた疾患がみつかることがあります。

たとえば、「直腸膀胱瘻」。普通は接しているからといって直腸と膀胱がつながることはなく、その裏には腫瘍の浸潤や炎症が隠れています。

尿に便が混じるなど「尿がおかしい」という主訴でERを受診することがあります。

似たようなものに「胆道消化管瘻」があります。これは胆石や十二指腸潰瘍、炎症性疾患、悪性腫瘍などにより形成されます。これらの病気の「発見」は「進行」を意味しており、患者さんへの説明も慎重にならざるを得ません。

「大動脈腸管瘻」や「大動脈気管瘻」などというものも存在します。それぞれが下血疾患と喀血疾患の最上級にあたる疾患でしょう。なにしろ大動脈と腸管、大動脈と気管がつながるのですから、出血量も感染率も致死率も半端ではありません。個人的にはERで一生出会いたくない疾患です。

「つながった」というよりは「閉じなかった」ことが原因で起こる疾患もあります。「心房中隔欠損」は有名な先天性心疾患です。先天的に心房中隔欠損がなければ心房中隔・卵円孔はずっと閉じていると思われがちですが、2割以上の人で卵円孔開存を認めるとも言われています。普段は閉じているこの卵円孔が右心系の圧の高まりにより開いてしまうことがあるのです。たとえば肺塞栓では、右房圧上昇→卵円孔開存→血栓が右心系から左心系へ→全身の塞栓症へ、ということが起こることがあります（奇異性塞栓症と呼びます）。

ほかにも血管同士がつながってしまう「硬膜動静脈瘻」、「内頸動脈海綿静脈洞瘻」、「肝動静脈瘻」などが挙げられます。また、腎不全の患者さんは「医原的な動静脈瘻」、つまりシャントを造設し、透析治療を行っています。

いずれの患者さんもERを受診することがあります。稀なので見逃しやすい疾患もあります。おかしなところがつながっていないか、またその背景に隠れているものがないかどうか、気をつけて診るようにしましょう。

＊ Mintz R, et al：J Emerg Med. 2013；45（1）：19-21.
＊ Mackenzie DC：J Emerg Med. 2015；48（6）：699-701.

Chapter 3
呼吸器内科

0070 咳嗽は遷延期間によって急性（3週未満）、亜急性（3〜8週）、慢性（8週以上）にわけられる。
▶ そして急性咳嗽で最も多いのは気道感染症。そこに喘息が隠れていることもある。
＊Wessels MR, et al：N Engl J Med. 2015；372（8）：765-73.

0071 長引く咳嗽の鑑別診断に、「非呼吸器疾患」を入れよ。
▶ 後鼻漏（副鼻腔炎やアレルギー性鼻炎）、逆流性食道炎、ACE阻害薬、喫煙、異物誤嚥。特に異物誤嚥は見逃すな。

0072 長引く咳嗽を呈する呼吸器感染症の鑑別診断は？
▶ マイコプラズマ肺炎、クラミジア肺炎、百日咳。そして結核を忘れない。

0073 小児では気道感染に関係した急性咳嗽の90％が25日以内に改善。
▶ 小児で咳嗽が長引いたときは、気道感染症の再発が最も多い。
＊Wessels MR, et al：N Engl J Med. 2015；372（8）：765-73.

0074 上部の間質性肺疾患をみたらサルコイドーシスと過敏性肺炎を考える。
▶ ほかにも稀なところだと、塵肺症や肺ランゲルハンス細胞組織球症など。
＊Shea BS, et al：N Engl J Med. 2015；372（18）：1749-58.

0075 喘息の重症度は問診の返答で直ちにわかる（簡易的方法）。

▶ 文章レベルで話せる（＝軽症）、文節レベルでしか話せない（＝中等症）、単語レベルでしか話せない（＝重症）、まったく話せない（＝超重症 or 心肺停止）。つまり、「息が……、苦しくて……、とても……、つらいです」だったら中等症 or 重症。

0076 まず知っておくべき ER での喘息治療は 3 つ＋ α。

▶ 軽症には β_2 受容体刺激薬吸入、中等症にはステロイド、重症にはアドレナリン、の 3 つ。＋ α は酸素。アレルギー・蕁麻疹治療にどこか似ている（β_2 受容体刺激薬吸入以外）。

0077 β_2 受容体刺激薬吸入は何回まで使えるの？ よくならない場合は何分おきに使ってよい？

▶ ひとまず 20 分おき、3 回。

*Fanta CH：Treatment of acute exacerbations of asthma in adults. In：UpToDate, Post TW（Ed）, UpToDate, Waltham, MA.（Accessed on May 2, 2016.）

0078 ER でほかに知っておくべき喘息治療は？

▶ 経皮吸収型気管支拡張剤、抗ロイコトリエン薬、テオフィリンなど。

0079 もちろん喘息の最重症時は常に挿管、人工呼吸管理を検討。

▶ でも挿管を要するほどの症例は意外と少ない。10 年選手や 20 年選手の救急医でも意外と経験は少ない。

0080 ER ではテオフィリンは使わないのか？

▶ ER では、つまり急性増悪時には原則使わないと思ってよい。即効性がないこと、中毒域が近いこと（初心者は使いにく

い)、副作用の問題、他薬剤との飲み合わせの問題などがその理由。

*Fanta CH：Treatment of acute exacerbations of asthma in adults. In：UpToDate, Post TW（Ed）, UpToDate, Waltham, MA.（Accessed on May 2, 2016.）

0081 重症喘息。アドレナリンを筋注してもダメか…。どうしても困ったときに知っておくべき喘息治療は？

▶奥の手として、マグネシウム製剤や吸入麻酔薬を知っておくこと。また心肺停止時にはアドレナリン静注or持続点滴も。アドレナリン筋注が効かなかったあとの次の手をいくつか持っておくこと。

0082 アスピリン喘息の頻度は？

▶喘息患者の約7%と言われている。鼻茸、慢性鼻炎の人に多い。

*Laidlaw TM：Aspirin-exacerbated respiratory disease. In：UpToDate, Post TW（Ed）, UpToDate, Waltham, MA.（Accessed on May 2, 2016.）

0083 アスピリン喘息に使用すると増悪する可能性があるステロイド薬は？

▶コハク酸エステル型ステロイド。ヒドロコルチゾンコハク酸エステルナトリウム（ソル・コーテフ®）やメチルプレドニゾロンコハク酸エステルナトリウム（ソル・メドロール®）がアウト。一般名をみればわかる。

*谷口正実：アレルギーの臨床. 2003；23（9）：741-3.

0084 喘息の人にNSAIDsを出したいときはどうすればよいか。

▶出さないで済むなら出さない。アセトアミノフェンやCOX-2阻害薬に分類されるNSAIDsなどは喘息を起こしにくいとは言われている（起こさないわけではない）。

0085 喘息はアセトアミノフェンでも起こる。
▶ 添付文書上の位置づけは慎重投与で、他のNSAIDsとそれほど変わらない。

0086 喘息患者の腰痛症。湿布薬なら安全？
▶ 湿布でも喘息を誘発することがある。

0087 意外な喘息の誘発・増悪因子って？
▶ 1つは吸入。パウダーなどの刺激で発作が誘発される。もう1つは練り歯磨き。練り歯磨きの説明書には「喘息症状がでたら病院へ」みたいなことが書いてあるものもある。自分の家のを見てみよう。

0088 「喘息の既往がある」、「腎機能がよくない」、「造影剤アレルギー」などの人に造影CTをするような場合は必ず上級医に相談するように。
▶ ショックや重症喘息発作がでたときにひとりで対応できるのか？ 代替案がある場合もある（他の検査とかステロイドをあらかじめ使っておくとか）。ひとりで判断しないこと。

0089 「喘鳴」の読み方は「ぜんめい」が正しい。
▶ 「ぜいめい」は医学大事典には載っていない。「喘息」を「ぜんそく」と読むのか、「ぜいそく」と読むのか、を考えるとわかりやすい。

*伊藤 正男, 他, 編：医学書院医学大辞典 第2版. 医学書院. 2009. （電子版を参照）

0090 CO_2ナルコーシスは結果である。
▶ CO_2高値＋意識障害で診断し安心しないこと。それに至った病態として、呼吸器以外にも頭蓋内疾患、神経・筋疾患、中毒などいろいろ考えなければいけない。

Chapter 4
代謝・内分泌内科

●低血糖

0091 意識障害患者。低血糖は必ず否定すること。

▶救急診療のキモ中のキモ。簡易血糖測定値を使えるように。異常値が出たら中央検査室でも確認。

0092 意識障害患者。低血糖あり。ブドウ糖を投与。でも目が開かない。

▶投与したブドウ糖に反応して血糖値が上がっているかを再検査で確認。まだ低ければブドウ糖を再投与。

0093 意識障害患者。低血糖あり。ブドウ糖を投与。血糖は十分上がった。でも目が開かない。

▶可能性は2つ。意識障害の原因が低血糖以外にもある可能性。もう1つは低血糖遷延による神経障害が起きてしまった可能性。

0094 低血糖による意識障害はブドウ糖を静注したらどれくらいで回復するか。

▶数十秒から数分以内。血糖が上がっているのに5分経っても回復しなければ、その意識障害の原因はただの低血糖ではない。

0095 ブドウ糖を投与しても血糖値が上がらない、もしくはすぐに再び低血糖に陥る場合。

▶投与されているものが十分量のブドウ糖であること、そして確実に投与されていること（点滴漏れがないかなど）をまず確認。その後、背景に異常な低血糖の原因が隠れていないか

を検討。つまり、経口糖尿病薬中毒、インスリノーマ、敗血症、肝不全など。

0096 低血糖治療の基本はブドウ糖投与。でもライン確保が難しく、経口摂取もできない…。どうする?

▶ 経管投与 (誤嚥に注意。気管挿管が必要な場合も)、グルカゴン筋注、オクトレオチド酢酸塩 (サンドスタチン®) 投与等も検討。サンドスタチンはSU薬 (スルホニル尿素薬) 中毒でも検討。当然保険適用はなし。

●高血糖

0097 DKA (Diabetic Ketoacidosis) と HHS (Hyperosmolar Hyperglycemic State) は区別したほうがよい?

▶ その通り。DKAは比較的急激発症で病態はインスリン欠乏。HHSは比較的緩徐発症で病態は高浸透圧性脱水。治療方針もちょっと異なる。

＊Gouveia CF, et al : Clin Med (Lond). 2013 ; 13 (2) : 160-2.

0098 HHSのとき診断直後のインスリンは禁忌の恐れがある。

▶ まずは補液を優先 (生食)。HHSは高度の脱水状態。十分な補液をせずにインスリンを使用すると細胞内に糖が取り込まれることで血管内脱水がさらに進行してショックになる。わかるかな?

＊Scott AR, et al : Diabet Med. 2015 ; 32 (6) : 714-24.

0099 DKAでは体内のK (カリウム) 絶対量が低い。

▶ そのため多少の高K血症があっても治療しない (5.3mEq/Lまでは妥協)。治療の過程で低くなり、むしろ補充が必要になることが多い。

＊Kitabchi AE, et al : Diabetic ketoacidosis and hyperosmolar hyperglycemic state in adults : Treatment. In : UpToDate, Post TW

(Ed), UpToDate, Waltham, MA.（Accessed on June 22, 2016.）

●内分泌

0100 甲状腺クリーゼや褐色細胞腫の対応をするときは、投薬の順番を間違えないように。

▶順番を間違えるとかえって悪化する治療がある。コラム「入れる順番に注意しましょう」を参照。

0101 副腎不全を忘れないこと。

▶原因不明のショックでは必ず考慮。

コラム　入れる順番に注意しましょう

　鍋料理はおいしいです。冬に食べると身体も暖まり言うことありませんが、夏に食べる鍋もなかなか捨てたものではありません。種類も水炊き、寄せ鍋、もつ鍋、キムチ鍋、ちゃんこ鍋、さらには豆乳鍋、トマト鍋などいろいろあります。個人的に一番好きな鍋は「火鍋」です。

　筆者は鍋奉行ではありませんが、鍋には食材を入れる順番があります。みんなで鍋を囲んで、おいしく食べられればそれでいいじゃないかという声も聞こえてきそうですが、そういうわけにはいきません。4人も集まって鍋をつつけば、必ずその中に鍋奉行なる人がいるので注意が必要です。たとえばもし勝手にお肉を最初に入れようものなら大変です。お肉は固くなり、底にひっついてしまいます。入れる順番を守らないと（というか鍋奉行に従わないと）、せっかくの鍋（と人間関係）が台なしです。きちんと、「火の通りにくい野菜」→「うまみのあるキノコ類」→「崩れやすい豆腐」→「固くなりやすい肉類」と順番を守らなければなりません。一応もう一度言っておきますが、筆者は鍋奉行ではありません。

　さて、薬にも入れる順番に気をつけなければならないものがあります。いくつか挙げてみましょう。

チアミン→ブドウ糖

　アルコール依存で低栄養状態があり、低血糖、チアミン（ビタミンB_1）欠乏の患者さんが受診したとします。このとき、糖代謝に関与する補酵素であるチアミンを補充することなく多量の糖が投与されてしまうと、Wernicke脳症を発症しやすくなります。これは、基質である糖が補充されることで、不足しながらも体にわずかに残っていたチアミンまで使われてしまい枯渇してしまうため、と説明されています。なので一般的には、チアミン欠乏の疑いがある患者さんに糖を投与する際には、「まずチアミン、次に糖を補充するべき」という理論です。

　一方、この理論は動物実験での話で、人の場合も同様であるという明確な証拠はないようです。急性期対応を行うERでは、低血糖を長く放置してまうリスクの方が高く、「チアミン投与を待たなければブドウ糖の補充ができない」というほどのものではありません。まずは低血糖を速やかに補正し、その後での早めのチアミン投与を忘れなければそれほど問題になることはないようです。あまり心配はしすぎないで下さい。

鎮静薬→筋弛緩薬

　麻酔の導入では、普通は「鎮静薬→筋弛緩薬」の順で投与します。患者さんは眠ってから動けなくなるのです。もし逆の順番で薬が投与されると、患者さんは体が動かなくなってから眠ることになります。つまり、目が覚めていて息のできない金縛り状態という恐怖体験を与えることになります。「でも、筋弛緩薬→鎮静薬、の順番でも即座に続けて入れればすぐに眠るんだし、逆でもいいじゃないか」という声も聞こえてきそうですが、これはやはり止めたほうがよいでしょう。もし筋弛緩薬が入ったところでルートトラブル（点滴漏れや詰まり）が起きて、鎮静薬がすぐに投与できなかったらどうしますか？　実際に筋弛緩薬のロクロニウム（エスラックス®）と鎮静薬のチオペンタール（ラボナール®）の組み合わせで導入時にルートが詰まって大変だった例を何例か見聞きしています（この2つの薬は混合すると沈殿を生じます）。

ベクロニウム→スキサメトニウム

筋弛緩薬関係でもう1つ。脱分極型筋弛緩薬のスキサメトニウムで即効性の筋弛緩作用を得たいときがあります。スキサメトニウムは筋弛緩作用が出る前に筋線維性攣縮と呼ばれる全身の攣縮を起こします。この攣縮を軽減させるために直前にごく少量の非脱分極型筋弛緩薬（ベクロニウムなど）を使っておく方法があります。投与の順番を間違えると何の意味もありません。

抗甲状腺薬→無機ヨード

甲状腺クリーゼのときにも治療薬の投与の順番に気をつけなければなりません。抗甲状腺薬（プロピルチオシルやチアマゾール）と無機ヨード（ヨウ化カリウム）はどちらも甲状腺クリーゼのときに使う薬です。無機ヨードは十分量使用することで甲状腺ホルモンの合成と分泌を抑えることができます。しかし、無機ヨードはそもそも甲状腺ホルモンの材料でもあります。そのため抗甲状腺薬を使う前に無機ヨードを投与してしまうと、甲状腺ホルモンの貯蔵を促進してしまう恐れがあります。よって投与する順番は必ず最初に抗甲状腺薬、その次に無機ヨードとしなければなりません。ちなみに無機ヨードを入れるタイミングは、抗甲状腺薬を入れてから少なくとも1時間は経った後と言われています。

α遮断薬→β遮断薬

褐色細胞腫で異常高血圧、異常頻脈を認めているときにはその症状を緩和する必要があります。まず過剰な$α_1$刺激作用による血管収縮を抑えるため、α遮断薬を用います。この状態ではまだ異常頻脈が残っています。ここでβ遮断薬の出番です。β遮断薬の心抑制作用、つまり$β_1$遮断作用を期待して、頻脈のコントロールをすることがあるのです。

もしα遮断薬ではなく、β遮断薬を先に投与してしまうとどうなるでしょう。β遮断薬は（薬によって多少の差はありますが）$β_1$受容体を遮断するだけでなく、$β_2$受容体も遮断します。$β_2$受容体は刺激すると血管平滑筋は拡張、つまり血圧は下がるのですが、$β_2$受容体を遮断すると血管平滑筋は収縮、つまり血圧は上がってしまいます。

褐色細胞腫でα遮断薬を使っていない状態、つまり血管がまだ収縮していて血圧が高い状態で先にβ遮断薬を使ってしまうと、$β_1$受容体だけでなく$β_2$受容体も遮断されるために血管はさらに収縮してしまい血圧はさらに上がってしまうのです。これでは元の病態をさらに悪くしてしまい本末転倒です。これは絶対にしてはいけません。

　読んでいてよくわからなかった方は、まず次の表でα受容体とβ受容体の作用を確認してから、もう一度読み直してみて下さい（理解を助けるための、あくまで簡易的な表です。詳細は生理学の教科書をご参照下さい）。

	刺激	抑制
$α_1$受容体	血管収縮（血圧上昇）	血管拡張（血圧降下）
$β_1$受容体	陽性変力・変時作用 （血圧上昇・頻脈化）	陰性変力・変時作用 （血圧降下・徐脈化）
$β_2$受容体	血管拡張（血圧降下）	血管収縮（血圧上昇）

* Allison MG, et al：Emerg Med Clin North Am. 2014；32（2）：293-301.

* McKeown NJ, et al：Emerg Med Clin North Am. 2005；23（3）：669-85.

* Young WF, Jr, et al：Treatment of pheochromocytoma in adults. In：UpToDate, Post TW（Ed）, UpToDate, Waltham, MA.（Accessed on March 27, 2016.）

Chapter 5
腎臓内科

●透析

0102 緊急透析の適応を押さえること。
▶高度の腎性腎不全に加え、投薬治療に反応しない高K（カリウム）血症、アシドーシス、うっ血性心不全、さらには一部の中毒が適応になる。

0103 透析患者では自尿がどれくらいかを聞くこと。
▶薄い尿が数百mL出る人もいれば、一滴も出ない人もいる。

0104 自尿のある透析患者に対して腎機能障害を進める投薬をする場合は気を遣え。
▶それまで出ていた数百mLの自尿が出なくなると、それまで飲めていた数百mLの飲水に制限がかかり、生活の質が落ちる。「すでに透析が導入されているから」と無頓着になってはいけない。

●電解質異常・酸塩基平衡異常

0105 えっ？ 採血したらKが8mEq/Lもある？
▶思いがけない異常値があったら再検査を検討。採血時の溶血や点滴側の上肢からの採血による偽性高K血症のことも多い。本当に高い可能性もあるのでモニタリングや高K血症の治療も検討。

0106 高K血症の治療を8個。そらで言える？
▶Kフリーの輸液、グルコン酸Ca（カルシウム）静注、グルコース＋インスリン療法（通称GI療法）、陽イオン交換樹脂（経口or注腸）、重炭酸ナトリウム点滴、利尿薬、β_2刺激薬

吸入、血液透析。

0107 高K血症でグルコン酸Ca（カルチコール®）を使ってもなかなかKが下がらない。

▶ これは当たり前。高K血症において、グルコン酸CaはKを下げるためではなく、心室性不整脈を予防するために使う。

0108 薬剤性の高K血症の人がいる。

▶ 利尿薬（K保持性利尿薬）、降圧薬（ACE阻害薬、ARB、β遮断薬）、ST合剤（バクタ®）など。救急的には脱分極性筋弛緩薬（スキサメトニウム）に注意。

0109 低K血症の補正。行うときは上級医コンサルト。

▶ 電解質補正で患者を死なせてしまう可能性があるのがKの補正。必ず上級医に用法・用量を確認。

0110 低K血症の補正は、速度0.4mEq/kg/h以下（体重50kgだったら20mEq/h）、量4mEq/kg/day以下（体重50kgだったら200mEq/day）、濃度40mEq/L以下（末梢静脈ラインから投与する場合）。

▶ 0.4、4、40と、4が続くので一度覚えれば覚えやすい。でも単位を間違えたら患者は死ぬ。だから必ず上級医コンサルト。

●アシドーシス

0111 アニオンギャップ開大型のアシドーシスはKUSSMAULと覚えるのが有名。

▶ Ketoacidosis（ケトアシドーシス）、Uremia（尿毒症）、Salicylates（サリチル酸）、Sepsis（敗血症）、Methanol/alcohol（メタノール、アルコール）、Aspirin（アスピリン）、U（〔語呂合わせ〕）、Lactic acidosis（乳酸アシドーシス）。

0112 MUDPILESというのもある。

> Methanol（メタノール）、Uremia（尿毒症）、Diabetic/ alcoholic/ starvation ketoacidosis（糖尿病、アルコール、飢餓によるケトアシドーシス）、Paraldehyde（パラアルデヒド）、Isoniazid/ iron（イソニアジド、鉄）、Lactic acidosis（乳酸アシドーシス）、Ethylene glycol（エチレングリコール）、Salicylates（サリチル酸）。

＊Casaletto JJ：Emerg Med Clin North Am. 2005；23（3）：771-87.

0113 CAT MUD PILESというのもある。

> Carbon monoxide/ cyanide（一酸化炭素、シアン）、Alcoholic/ starvation ketoacidosis（アルコール、飢餓によるケトアシドーシス）、Toluene（トルエン）、Methanol/ metformin（メタノール、メトホルミン）、Uremia（尿毒症）、Diabetic ketoacidosis（糖尿病性ケトアシドーシス）、Propylene glycol/ paraldehyde/ phenformin（プロピレングリコール、パラアルデヒド、フェンホルミン）、Isoniazid/ iron（イソニアジド、鉄）、Lactic acidosis（乳酸アシドーシス）、Ethylene glycol/ ethanol（エチレングリコール、エタノール）、Salicylates（サリチル酸）。

＊Rice M, et al：Emerg Med Clin North Am. 2014；32（2）：403-20.

0114 アニオンギャップの開大が進む以上にHCO_3^-が下がっている。

> アニオンギャップ開大型のアシドーシスの裏に、非アニオンギャップ開大性のアシドーシスもあるということ。

0115 ミルクアルカリ症候群を知っておいたほうがよい。

> 高Ca血症（低Ca尿症）＋代謝性アルカローシス＋腎障害。古典的には多量の牛乳＋Mg制酸薬。Ca制酸薬過剰摂取でも発症。

●横紋筋融解

0116 横紋筋融解症で問題になるのは腎障害、コンパートメント症候群、末梢神経障害。

▶ いずれも頻度は高くはない。でもフォローアップは必要。

＊Cline DM, et al：Tintinalli's Emergency Medicine Manual 7版. McGraw-Hill Professional, 2012, p256-7.

0117 横紋筋融解症では筋痛、筋固縮、倦怠感、微熱、褐色尿などが古典的な症状として有名。ほかに非特異的症状として嘔気、腹痛、動悸・頻脈などもある。

▶ でも古典的な症状が出ない患者も50%くらいいる。

＊Cline DM, et al：Tintinalli's Emergency Medicine Manual 7版. McGraw-Hill Professional, 2012, p256-7.

0118 横紋筋融解症での筋の腫脹は補液前にはあまり出ないことがある。

▶ 逆にいうと横紋筋融解症で大量に補液をした直後は筋腫脹、コンパートメント症候群に注意ということ。

＊Cline DM, et al：Tintinalli's Emergency Medicine Manual 7版. McGraw-Hill Professional, 2012, p256-7.

0119 横紋筋融解後の急性腎障害のリスクはCKやミオグロビン尿の量とは相関が乏しい。

▶ CKが低くても高くても適切なフォローアップを。

＊Cline DM, et al：Tintinalli's Emergency Medicine Manual 7版. McGraw-Hill Professional, 2012, p256-7.

0120 横紋筋融解症では初期と後期で異なる電解質異常を示す。

▶ 初期は、脱水、高K、低Ca、高P、代謝性アシドーシス。その後、腎障害、高Ca、低P、コンパートメント症候群、DIC。

*Cline DM, et al：Tintinalli's Emergency Medicine Manual 7版. McGraw-Hill Professional, 2012, p256-7.

コラム メイロン®でNa負荷を考える

「生理食塩水1Lには何mEqのNa$^+$が含まれているか？」

生食がNa$^+$ 154mEq/Lであることは常識です。輸液を知る上でこれは答えられなければなりません。

では、

「7%炭酸水素ナトリウム液（メイロン）250mLには何mEqのNa$^+$が含まれているか？」

これには答えられるでしょうか。

この質問に答えるのは簡単です。薬品庫に行ってメイロンを手に取り、パッケージに書かれている数字を見ればよいのです。でも今回はちょっと計算をして求めてみましょう。

まずは最初の質問の生理食塩水からです。生理食塩水は、浸透圧が体液とほぼ等張の塩化ナトリウム溶液（食塩水）のことでした。ヒトの場合は0.9%なので、生食1Lの中には9gのNaClが含まれていることになります。また、NaClの式量（分子量）は58.5（＝Naの原子量23＋Clの原子量35.5）です。質量を式量（モル質量）で割るとモル数になるので、9／58.5＝0.1538…モルになります。電荷が1のイオンでは1モル＝1当量（Eq）なので、0.1538…モル＝0.1538…当量（Eq）です。求めたいミリ当量（mEq）は当量（Eq）の1000分の1なので、0.1538Eq＝153.8mEqとなります。今回は1L中に何mEqか、という質問でしたので、答えは「生理食塩水1L中には153.8mEqのNa$^+$が含まれている」ということになります（153.8mEq/L）。確認のために生食のパッケージを見ると、154mEq/Lと書かれており、計算で求めた153.8mEq/Lとほぼ等しいとわかります。

久しぶりの化学の計算で、わかりにくいところもあったかもしれません。もう少し頑張りましょう。さあ、次は本題のメイロンです。同じよ

うに計算をしていきます。

メイロンは日本には7%と8.4%製剤があり、それぞれ20mLの小さい製剤と250mLの大きな製剤があります。今回は7%の250mL製剤に何mEqのNa$^+$が含まれているかを計算してみましょう。メイロンの成分は炭酸水素ナトリウム（重炭酸ナトリウム）でした。化学式はNaHCO$_3$です。7%メイロン250mLの中には17.5gのNaHCO$_3$が含まれていることになります。

また、NaHCO$_3$の式量（分子量）は84（＝Naの原子量23＋Hの原子量1＋Cの原子量12＋Oの原子量16×3）です。質量を式量（モル質量）で割るとモル数になるので、17.5／84＝0.2083…モルになります。電荷が1のイオンでは1モル＝1当量（Eq）なので、0.2083…モル＝0.2083…当量（Eq）です。求めたいミリ当量（mEq）は当量（Eq）の1000分の1なので、0.2083Eq＝208.3mEqとなります。今回は250mL中に何mEqか、という質問でしたので、答えは「7%炭酸水素ナトリウム液250mL中には208.3mEqのNa$^+$が含まれている」ということになります（つまり1L中に833.2mEq）。確認のためにメイロンのパッケージを見ると、833mEq/Lと書かれており、計算で求めた833.2mEq/Lとほぼ等しいとわかります。

余力のある人は8.4%メイロンではどうなるか計算をしてみて下さい。とてもきれいな答えが出て感動するはずです。

さて、「7%メイロン250mLに208mEqのNa$^+$が含まれている」とわかりました。これはNa負荷という面ではどうでしょうか。まずは減塩と生理食塩水について見てみましょう。

最近話題の「糖質制限」のように、今後は従来の栄養学が新しい概念によって見直されるのかもしれませんが、現在は「減塩」と言えば、日本では食塩摂取を1日6g以下に抑えるように推奨されているようです（高血圧治療ガイドライン2014より）。

ちなみに食塩はNaClですので、Na量への換算をするには、Na量×2.54＝食塩量というのを知っておかなければなりません。

生理食塩水は、500mLが1本入ればNa 77mEq（4.5g）、2本入れば154mEq（9g）です。そのため厳密な塩分管理が必要な人の場合、生理

食塩水の点滴は相当なNa負荷になることがわかります。なにしろ食塩1日6g以下を守ろうとした場合、生理食塩水を500mL（NaCl 4.5g）点滴されてしまったら、その人はもうたった1.5gしか食塩の経口摂取ができなくなってしまうのです。食塩がこれしか入っていない病院食が出されたってうまくいきません。患者さんの家族からこっそり梅干しの差し入れをされて終わりでしょう。

　さて、件のメイロンはどうでしょうか。もちろんメイロンを500mLも1000mLも投与することはあまりないでしょう。でもたった20mLの7%製剤でも1本でNa 16.66mEq、つまり0.97g（食塩換算で約2.5g）、250mL製剤ではNa 208.25mEq、つまり12.2g（食塩換算で約30.9g）とものすごい量です。これだけ負荷されていると考えると、今後メイロンを使うときにはNa負荷のことを無視できなくなるのではないでしょうか。

＊ http://www.jpnsh.jp/download_gl.html 日本高血圧学会ホームページ 高血圧治療ガイドライン2014電子版p39-40より

Chapter 6
神経内科

●神経診察

0121 **上肢バレー徴候は落下だけではなく上肢の回内もみること。**
▶保持はできていても、回内していることで軽い麻痺を見つけられることがある。

0122 **仰臥位で両下肢を挙上させて保持させる試験は下肢バレー徴候とは言わない。**
▶これはMingazzini（ミンガッツィーニ）試験という。下肢バレー徴候は腹臥位でとるものをさす。腹臥位にしないといけないので急性期脳卒中疑いの高齢者で所見をとるのはちょっと大変。あまり勧められない。

0123 **指鼻（とか指鼻指）試験は到達の有無だけで正常と評価しないこと。**
▶到達速度、スムーズかどうか、企図振戦の有無などもみる。なんとなくではなく、しっかりと目標に到達しているかを評価。

0124 **指鼻試験が陽性。小脳失調？**
▶上肢バレーも落ちていた……。これは小脳失調ではなく、運動麻痺による検査の稚拙が出ているにすぎない。本質を見抜こう。

0125 **共同偏視のメカニズムは難しい…（自分だけ？）。共同偏視が出る方向は？**
▶詳細は神経内科の成書を参照。ここでは覚え方だけ。まず、

一般論として、「共同偏視は左右の大脳半球のうち活動度が低いほうを見る」と覚える。

0126 たとえば右大脳半球の梗塞の場合、共同偏視が出る方向は？

▶ 前述の覚え方に沿うと、右は梗塞している（活動度が低い）、左は元気（活動度が高い）、そのため活動度が低いほうの右側を見る共同偏視が出る、とわかる。

0127 たとえば右大脳半球に焦点のあるてんかんの場合、共同偏視が出る方向は？

▶ 右はてんかん状態（バチバチ異常電気信号が出ていて活動度が高い）、左は正常（活動度が右より低い）、そのため活動度が低いほうの左側を見る共同偏視が出る、とわかる。

0128 下肢の片麻痺の詐病を見抜く診察がある。

▶ 神経診察のHoover徴候。患者を臥位にして検者は両手を両踵の下に入れる。たとえば右片麻痺疑いの患者では、右下肢を頑張って挙上するよう指示すると、踏ん張るので左踵にも力が入る。力が入らなければ頑張っていないか、左も麻痺しているか、のどちらか。
（胸部診察にもHoover徴候がある。閉塞性肺疾患患者で、吸気で肋間が陥凹し呼気で元に戻るというもの。混同しないように注意）

0129 坐骨神経痛などをみるstraight-leg-raising test（SLRテスト）は膝を曲げさせてはいけない。

▶ 名前の通りleg（脚：太腿から足首まで）をstraight（まっすぐ）にする。SLRテストとほかの身体診察（Kernig徴候など）を勘違いしないように。

0130 Lasègue signはラセーグでなくラゼーグと読むのが正しい。

▶ フランス語。内容は前述のSLRテストと等しい。

0131 音叉でみる振動覚を秒数で評価するのはちょっと怪しい。

▶ 最初のたたき方によって、「ゔぃぃん」となる場合と「ゔぃぃぃぃぃぃぃん」となる場合とで異なるから。「右で振動がわからなくなってから左にあてて振動の有無をみる」など左右差をみたり、検者（検者に感覚障害がないのが前提）と比べるなどして総合的に判断するのがよい。

＊田崎義昭, 他：ベッドサイドの神経の診かた. 改訂16版. 南山堂, 2004, p95-105.

●髄膜炎・脳炎

0132 細菌性髄膜炎を疑ったら一刻も早く上級医コンサルト。本当にそれらしければ超緊急。

▶ 取れれば培養（血液、髄液）を取って直ちに抗菌薬投与。取れなくても直ちに抗菌薬投与。

0133 髄膜炎疑い患者に30分以内に抗菌薬を始めるには、診察の手順や治療をあらかじめシミュレーションしておかなければいけない。

▶ 診断後に抗菌薬を吟味しているようでは患者が死ぬ。たとえば、成人でエンピリックにいくのであればバンコマイシン＋セフトリアキソンあるいはセフォタキシム。そこにリステリアを想定してアンピシリンを被せるかどうか。……のようにあらかじめ考えておく。

＊Tunkel AR：Initial therapy and prognosis of bacterial meningitis in adults. In：UpToDate, Post TW（Ed）, UpToDate, Waltham, MA.（Accessed on June 11, 2016.）

0134 細菌性髄膜炎でない髄膜炎を無菌性髄膜炎と呼ぶ。
▶ ウイルス性、真菌性、結核性、自己免疫性、薬剤性などが含まれる。

0135 薬剤性の髄膜炎などというものもある。
▶ ただし起こす薬は多くない。NSAIDs、カルバマゼピン、おたふく風邪ワクチン、血液製剤など。熱と頭痛でNSAIDsを飲み続けた人が薬剤性髄膜炎だった場合に診断できるか？

0136 薬剤性髄膜炎を疑うにはキーワードに反応すること。
▶ 全身性エリテマトーデス(SLE)や混合性結合組織病(MCTD)の人に起こりやすい。SLE or MCTD＋イブプロフェン(NSAIDs)などに反応できるようになろう。

0137 急な発熱＋神経学的症状では脳炎、髄膜炎を疑え。
▶ 緊急事態。神経学的症状とは、巣症状や行動異常、痙攣、運動失調などをさす。

0138 急な発熱＋意識変容ではヘルペス脳炎を疑え。
▶ 20歳以下と50歳以上が好発年齢。無治療だと70%以上が死ぬ怖い病気。

*Cline DM, et al：Tintinalli's Emergency Medicine Manual 7版. McGraw-Hill Professional, 2012, p442-6.

0139 ヘルペス脳炎での髄液PCRは、感度94%、特異度98%、と診断率のよい検査。ただし数日かかるので、急性期診断には価値が少ない。
▶ そのためERでは臨床的に診断して、疑わしければ経験的に投薬を開始しなければならない。

*Cline DM, et al：Tintinalli's Emergency Medicine Manual 7版. McGraw-Hill Professional, 2012, p442-6.

● くも膜下出血

0140 くも膜下出血を疑う際に行うきわめて重要な2つの問診は？

▶ 突発だったか（痛みがあったときに何をしていたか正確に言えるか）、人生最大の痛みか。

0141 「急な頭痛でしたか？」という聞き方では不十分。

▶ 前述の問診で我々が引っ掛けたいのは、まさにそのとき起こった頭痛（雷鳴頭痛：thunderclap headache）。でも患者さんは、2時間くらいかけて増悪した頭痛も、半日くらいかけて増悪した頭痛も急な頭痛という。普段頭痛がない人は、時には1週間前からの非突発性頭痛であっても、「ええ、急に痛くなったんです」と答えることがある。

0142 「突発」かつ「強い頭痛」を満たすがくも膜下出血ではない疾患は？

▶ 後頭神経痛。突然、びきっと強い痛みがくる。数秒で改善。痛みがない間はけろっとしている。そしてまたびきっとくる。

0143 CTで見逃されやすいくも膜下出血を3つ挙げよ。

▶ minor leak。washout後。左右対称病変。

0144 問診、身体所見からくも膜下出血の可能性がきわめて高い。でもCT所見は陰性だった。次にどうする？

▶ 上級医や専門医に相談しつつ、髄液検査 and/or 頭部MRI施行を検討。CT陰性だけを根拠に相談なしで、絶対にそのまま帰さないこと。

0145 脳脊髄液のキサントクロミー。何色？

▶ 黄褐色混濁。赤と思っている人がいるが、黄色に変色していく。

0146 くも膜下出血で心電図異常を認めることがある。
▶ ST低下、QT延長など。多彩な変化をする。

● 脳梗塞・脳出血・TIA・頭蓋内疾患

0147 軽いしびれだけなら末梢神経障害って決めつけていませんか？　一見、脳梗塞らしくない脳梗塞があるので注意。
▶ 手だけのしびれで末梢神経障害と思いきや脳梗塞だったり、一過性のものでいわゆるTIA（transient ischemic attack）だったりする。

0148 「手と口周囲のしびれ」が主訴の患者さんがいたら視床梗塞を疑え。
▶ 部分的なしびれだけなので、「様子をみてください」なんていって帰してしまうことがある。

0149 広範な脳梗塞を呈すると意識障害が前面に出る。
▶ 予後はきわめて悪い。

0150 若者の脳虚血では、感染性心内膜炎からの塞栓を疑え。
▶ なかなか脳梗塞を起こさない年代に脳梗塞が起きれば、裏に何か原因が隠れているもの。

0151 若者の脳虚血では、不法薬物の使用も疑え。
▶ 欧米では原因がはっきりしない脳虚血の40％が不法薬物によるものとも。薬による血管のスパズムや右左シャントからの空気・タルク塞栓などが原因。

＊ Gokoffski KK, et al：J Emerg Med. 2015；49（1）：61-2.

0152 「CTで見えない脳腫瘍」の既往がある人が頭痛で受診。ERでのCTは無意味？

▶ 浮腫の進行は評価できる。腫瘍出血がないかもわかる。他の原因（くも膜下出血など）も評価できる。無意味ではない。

0153 second impact syndromeは名前だけは知っておこう。

▶ 脳震盪後に2回目の頭部打撲を受傷すると致命的な脳腫脹をきたす、というもの。不思議なことに、頻回な頭部打撲を起こしていると思われるボクサーで頻度が増えたという報告はなく、病態自体が議論のあるところらしい。もちろん、再度頭部打撲しないほうがよいことは言うまでもない。

*Evans RW：Concussion and mild traumatic brain injury. In：UpToDate, Post TW (Ed), UpToDate, Waltham, MA. (Accessed on June 4, 2016.)

● **痙攣**

0154 痙攣している人をみたら次の3つを想起。

▶ ①ABCの確認。②ジアゼパム（ホリゾン®など）の準備。③低血糖の可能性を頭に。……②は投与量と投与経路も知っておこう。

0155 痙攣によって乳酸値は一時的に上がるが、これは1〜2時間で下がる。

▶ 数時間しても乳酸値が高ければ、痙攣以外に乳酸高値の原因がないか検索が必要ということ。

*Andersen LW, et al：Mayo Clin Proc. 2013；88 (10)：1127-40.

0156 痙攣を主訴にした心室細動がある。

▶ 確認できたら早期の除細動を。

●神経・筋疾患

0157 感冒症状後の筋力低下やしびれではギラン・バレー症候群のほかに脊髄炎を考慮する。

▶脊髄炎は急性散在性脳脊髄炎（ADEM：acute disseminated encephalomyelitis）に加え視神経脊髄炎（NMO：neuromyelitis optica）などを考慮する。

0158 左右対称のしびれを呈する患者ではギラン・バレー症候群を想起せよ。

▶古典的には上行性麻痺と異常感覚（強い痛みを伴うことも少なくない）を呈する。呼吸筋麻痺が起こる前に見つけたい。

0159 非典型的なギラン・バレー症候群があることを知っておいたほうがよい。

▶ギラン・バレー症候群には亜型が様々ある。症状や進行が非典型的であることを理由に初期に否定しないこと。比較的有名なFisher症候群（眼球運動障害、運動失調、反射消失が3徴）のほかにBickerstaff型脳幹脳炎、咽頭頸部上腕型ギラン・バレーなどもある。

＊David WS, et al：N Engl J Med. 2015；372（4）：364-72.

0160 ギラン・バレー症候群に似ている疾患のうち、特別な治療法のある「ダニ麻痺症」と「ヒ素中毒」を知っておいたほうがよい。

▶ダニ麻痺症（上向性脱力、知覚異常。中枢神経は普通侵されない）とヒ素中毒（遠位筋優位の脱力）。ダニ麻痺症にはマダニの摘出、ヒ素中毒にはジメルカプロール（バル®）筋注という治療法がある。

0161 両側性の顔面神経麻痺で想起すべき疾患がある。

▶すなわち、ライム病、ギラン・バレー症候群、サルコイドー

シス。ライム病はできれば遊走性紅斑の段階で見つけてあげたい。**0182**も参照。

コラム ワレワレハ、ツネニ監視サレテイル①

「見られている気がする」、「噂されている」……。ERで長く診療をしていると、こういう主訴の方をときどき経験します。ご自分で心配になり受診することもあれば、ご家族に心配されて連れて来られることもあります。こういうときには「精神疾患だけでなく、その裏に脳炎や脳症、代謝疾患などの器質的な問題がないかの検索が必要」という救急でお馴染みのピットフォールがあるのですが、今回のコラムはこれとは違ったお話です。そう、「ワレワレハ、ツネニ監視サレテイル」のです。

まずは院内での体験談からお話しします。ある日の救急外来でのこと。病状の説明をしようと患者さんを診察室に案内すると、「ちょっと失礼します」と患者さんはおもむろにポケットから何かを出そうとしました。取り出されたのは「録音機器」でした。初めてのことでしたので「まさか訴訟のためか？」と一瞬構えてしまいましたが、後で聞くと、帰宅後に別のご家族にも聞いてもらいたかったから、という理由でした。自分にとっては初めての経験でしたので、とても驚きました。その後も、説明内容を録音されたことが個人的には今まで数回ありました（もちろんペン型のような小型録音機器は認識できないので実数はわかりません）。

体験するとわかりますが、「録音機器」を前に説明すると、普段の1.2倍くらい説明が丁寧になります。そして、普段の1.5倍くらい説明がくどくなり、普段の1.8倍くらい「めったに起こらない合併症」の話をしてしまいます。診察の合計時間は普段の2倍に、手にかいた汗の量も普段の3倍になります。唯一普段の半分になるのは説明時の「声の大きさ」くらいです。

普段の診察中も、患者さんは医師側の態度にとても敏感になっています。「この人は自分の悩みや苦しみをきちんと聞いてくれているだろう

か」、「優しく受け止めてくれるだろうか」と患者さんはずっと我々を見ているのです。見ているのは患者さんだけではありません。付き添いで来た患者さんの家族や施設の職員も同じように感じていますし、院内のスタッフも見ています。話し方、接し方、表情、手振り、身振り、癖、格好、臭い、他人とのやりとり、物品の扱い方など、あらゆることについて五感を使って感じています。ちょっとした気遣い、気配りのような暖かさを、そして逆に一瞬見せてしまった冷たさなども見ているのです。これは診察室の外でも同様です。病棟、医局、廊下、売店でも白衣を着ていると自然と注目されます。また、職場周囲などはもちろん、地方だと通勤中、買い物中、余暇の間まで、見られていることがあります。

　別に「よく見られるためにどうする」ということはありません。ずっと意識していると疲れてしまうでしょう。もちろん反省点があれば意識的に変えるべきですが、気をつけないと表面的な対応になってしまいます。ただ、医療従事者というのは特に人に注目されやすく、自分のしている何気ないことが良くも悪くも相手に影響を与えていて、常に評価されているということは知っておいたほうがいいでしょう。

Chapter 7
血液内科

0162 血小板低値を見たらTTP(thrombotic thrombocytopenic purpura：血栓性血小板減少性紫斑病)を疑えるようになること。そしてTTPを疑ったら破砕赤血球をオーダーできるようになること。

▶ 5徴候を確認(血小板減少、溶血性貧血、腎機能障害、発熱、動揺性精神神経症状)。稀ではあるが救急の血液疾患。

0163 原因不明の汎血球減少。血液疾患か？

▶ 血液疾患の検索とともに、薬剤性の可能性を考える。H_2受容体拮抗薬やプロトンポンプ阻害薬のような胃薬でも起こることがある。

0164 リンパ節腫大がわかりにくい悪性リンパ腫がある。

▶ LDH高値やB症状(発熱、体重減少、盗汗)が診断の手助けになる。

Chapter 8
感染症科

●感染症一般

0165 不明熱という言葉を簡単に使わないこと。

▶ 7日程度の発熱やたいした問診・診察・検査をしていない状態で「不明熱」と言われているのを聞くことがよくある。

0166 不明熱とは古典的に、「38℃を超える発熱が3週間続くこと、1週間以上病院で精査されていること、それにもかかわらず発熱の原因が不明であること」をみたす発熱のことである。

▶ 青木先生の本には、不明熱というには「何日間の精査でも不明」という時間的な定義よりも「これらの項目を検討したが不明」という精査項目による定義のほうが実際的であると書かれている。

*青木眞:レジデントのための感染症診療マニュアル.第3版.医学書院, 2015, p381-3.

0167 プレ不明熱(不明熱の定義をみたすほどではないが、熱源がよくわからない熱に対する筆者の造語)の場合、次の2つは最低限行うこと。①全身の体表の観察。②あなというあなの診察。

▶ 前者で偽痛風、褥瘡、帯状疱疹、静脈血栓、蜂窩織炎、創感染などをスクリーニングできる。後者で中耳炎、副鼻腔炎、歯肉炎、前立腺炎、膣炎、腹腔内膿瘍などをスクリーニングできる。

0168 筆者は、診察で熱源がわからなかった高齢患者に腹部CTを行い、褥瘡感染を見つけたことがある。

▶ とても恥ずかしく、患者さんにもとても申し訳ない体験談。褥瘡感染であれば背中を診察すればすぐに診断できた。闇雲に検査を行ってはいけない典型例。丁寧な診察が大切。

0169 空気感染する感染症は？ 一般的には3つ挙げられればよい。できる研修医は5つ挙げられなければならない。

▶ 麻疹、結核、水痘。それに加えて、SARS（Severe Acute Respiratory Syndrome）、天然痘。空気感染と飛沫感染、飛沫核感染の違いにも注意。

0170 水痘と天然痘の皮疹上の鑑別は？

▶ 発疹が紅斑→丘疹→水疱→膿疱→結痂→落屑と、皮膚病変のステージが順に規則正しく移行するのが天然痘。水痘は各ステージの発疹が同時に見られる。どこかで役立つかも（そんな日が来てほしくはないものです）。

0171 水痘の皮疹は生え際や頭皮内にもよく現れる。

▶ 頭皮を探るときは手袋すること。水疱にウイルスがいるため。

0172 水痘の予防接種は定期接種になった。

▶ この事実から言えるのは、今後水ぼうそうをみなくなる可能性や、不全型が増えてくる可能性があるということ。つまり診断できない例が増える可能性があるということ（特に「若い」医療従事者。自分も「若い」中に含まれたい）。

0173 **麻疹ウイルスの増殖率は12〜18。つまり麻疹患者は平均12から18人の患者（免疫のない患者）にうつし得るということ。**
> 日本は麻疹後進国。教訓は、定期予防接種、MRワクチン接種を忘れずに、ということでしょうか（1歳と小学校入学前の計2回接種）。

＊Orenstein W, et al：N Engl J Med. 2014；371（18）：1661-3.

0174 **風疹は、発熱、発疹、リンパ節腫脹が3徴。**
> 感染から14〜21日で発症。基本的に予後良好で皮疹も約3日で消える（3日はしかと呼ばれる）が、先天性風疹症候群の問題がある。

0175 **風疹の皮疹は顔面から始まり遠心性に広がる。**
> 小関節の関節痛を伴ったり、耳介後部や後頭部、頸部リンパ節腫脹を伴ったりする。ただし臨床診断は難しいことも。

0176 **地域差のある感染症を知っておこう。**
> ライム病は長野県や北海道、エキノコックス症は北海道など。特に自分の病院の近くの地域のことは精通しておくように。

0177 **マダニ咬傷。マダニは意外にでかい。吸血するとスイカの種くらいの大きさ。**
> 布団やカーペットにいてハウスダストの原因になると認識されているタイプのダニは0.2〜0.5mmくらいで目をこらさないと見えない。ERを受診するようなダニ咬傷のマダニは2〜5mmくらいある。

0178 **ダニ咬傷。どうする？**
> がっちり食いついているので無理に取らずに上級医に相談。

へたに取ると顎が残ってしまう。

0179 で、上級医はどう取るの？

▶ 皮膚ごと切開して縫い合わせる方法が有名。でもさらによい方法もある。局所麻酔後にダニの体軸と水平にメスを入れてやさしく「すっ」と抜き取る方法が秀逸。

● マダニの取り方

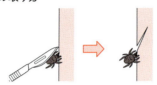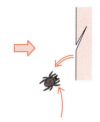

- 局所麻酔後、ダニの体軸と水平に頭部ギリギリのところにメスをいれる
- ダニの胸部をアドソン鑷子などでつかむとやりやすい
- 腹部をつまむと病原体が注入されるのでつまんではいけない

- 頭部が残っていることを確認
- 傷は大きさも深さも数mmなので縫合はしなくてよい。

＊http://www.wound-treatment.jp/ ホームページ「新しい創傷治療」のダニ切除の方法という欄を参照

0180 マダニを取るときには、ダニの腹部をつままないこと。

▶ 病原体が注入されてライム病のリスクが上がる。

0181 マダニ咬傷はダニを取るだけで満足してはいけない。

▶ ライム病やSFTS（Severe Fever with Thrombocytopenia Syndrome）にも注意。適切な抗菌薬やフォローアップを。

0182 ライム病は多彩。stage Ⅰの段階で見つけにかかれ。

▶ stage Ⅰで感冒症状、遊走性紅斑（約80％）、stage Ⅱで心筋、神経、筋、皮膚、眼、リンパ節などが侵され、stage Ⅲで関節、皮膚などが侵される。

*Hu L：Clinical manifestations of Lyme disease in adults. In：UpToDate, Post TW（Ed）, UpToDate, Waltham, MA.（Accessed on May 2, 2016.）

0183 患者さんから「カンジダ症の既往」と聞いたら、どこのカンジダ症なのか気にすること。

▶カンジダ膣炎だったらまあまああるのかなと思う程度だが、食道炎などになると普通は起こさない。免疫抑制の検索が必要になるかも。

0184 カンジダによる肺炎はきわめて稀。

▶カンジダによる肺炎は基本的に気にしなくてよい。喀痰中のカンジダも感染源ではなく定着と考える。

*Kauffman CA：Overview of Candida infections. In：UpToDate, Post TW（Ed）, UpToDate, Waltham, MA.（Accessed on May 2, 2016.）

*青木眞：レジデントのための感染症診療マニュアル．第3版．医学書院，2015, p1139．

0185 人工血管置換術後の発熱はやばい。

▶人工血管感染症であったならば、治療として再手術を考えなければならない。放置すると重症化することも。疑いがあれば血管外科へ早期にコンサルト。

0186 多発骨髄炎。原因を探せ。

▶ほかにもととなる感染源はどこか、進入門戸を探せ。感染性心内膜炎、齲歯、ブロック注射や関節穿刺歴などくまなく探す。

0187 津波肺という概念がある。

▶「溺水後に疑わなければいけない感染症があった」ということだけでよいので覚えておこう。レジオネラのほか *Aeromonas*、*Pseudomonas*、*Proteus* は溺水直後に、真菌の

Scedosporium は溺水後しばらく（1カ月とか）してからも起こり得る。

● 渡航感染症

0188 海外渡航歴を聞こう。

▶ 海外渡航歴があるときはzoonotic infectionを考慮。

* http：//www.nih.go.jp/niid/ja/route/vertebrata.html 参照。国立感染症研究所ホームページ

0189 海外旅行者感染症。問診のコツは？

▶ 渡航地域、食べ物や水の消費、虫刺され、動物との接触、薬の使用、麻薬、現地での性交歴など。経過時間や発症の時期も各疾患の鑑別に役立つ。

* Hyle EP, et al：N Engl J Med. 2015；372（17）：1657-64.

0190 世間はGolden Week（自分の病院は？ …むなしい。でも頑張ろう）。そんなとき、海外渡航後の旅行者感染症が増えるかも。何を考える？

▶ 多いのは胃腸炎とA型肝炎。救急的には1にマラリア、2にマラリア、3にマラリア（特に熱帯熱）。ほかにはデング熱やチフスを考慮。

0191 熱帯からの帰国者。ここ最近、デング熱やエボラ出血熱、ジカウイルス感染症が話題になっているが…。

▶ もともと、絶対に見逃してはいけない熱帯感染症の代表格は「熱帯熱マラリア」。診断に鏡検が必要。熱帯熱マラリアは治療が遅れると死ぬ。気をつけろ。

0192 またデング熱は国内流行するのでしょうか…。いつかウイルス性出血熱が国内に持ち込まれることがあるのでしょうか…。

▶でも熱帯地域帰国後の発熱をみたら最初に考えるのはマラリアの否定。渡航感染症の超救急疾患。しつこい？ でも特異的な治療法がある数少ない致死の輸入感染症の1つ。早期発見、早期治療で救命できるように。

0193 マラリアは最近1種類増えた。

▶人で問題になるものとして、古典的な4種類（熱帯熱マラリア、三日熱マラリア、卵形マラリア、四日熱マラリア）に加え、サルマラリア（*Plasmodium knowlesi*）が増えた。

＊http://www.nih.go.jp/niid/ja/kansennohanashi/519-malaria.html 参照。国立感染症研究所ホームページ

0194 流行地＋発熱＋蚊に刺された＝マラリア疑い。2つの検査（末梢血塗抹ギムザ染色による鏡検、キットによる抗原検査）を想起。

▶前者は量的な検査、後者は質的な検査。キット検査には偽陽性と偽陰性もある。

0195 マラリア疑い。検査は陰性。どうする？

▶非発熱時、塗抹検査の感度は低い。強く疑う場合は再検査や専門医療機関紹介も考慮が必要。

0196 重症熱帯熱マラリアでは、重症貧血（Hb 5g/dL未満）や低血糖が起こる。

▶ほかにも検査所見としては、代謝性アシドーシス、ヘモグロビン尿、腎機能障害、高乳酸血症、高原虫血症など。

＊青木眞：レジデントのための感染症診療マニュアル. 第3版. 医学書院, 2015, p1430-6.

0197 マラリアに免疫がなければ、初感染では発熱はほぼ必発である。
> ▶ ただし三日熱マラリアでは1年以上症状が出ない例もある。

0198 デング熱が2014年に国内流行したのは記憶に新しい。
> ▶ 条件が整えば再流行する可能性があるということ。

0199 デング熱には比較的軽症のデング熱と重症型のデング出血熱がある。
> ▶ 後者に至らなければ通常は後遺症なく回復する。2回目以降の感染では、重症化するリスクが高くなる。

＊http：//www.nih.go.jp/niid/ja/kansennohanashi/238-dengue-info.html 参照。国立感染症研究所ホームページ

0200 デング熱疑いの人を見たら、チクングニア熱も鑑別に入れること。
> ▶ 両者は似ている。遠位に優位の対称性の多関節炎を呈することが多い。致死率は低いが、痛みの強い関節炎が長く患者を苦しめることがある。

＊Hyle EP, et al：N Engl J Med. 2015；372（17）：1657-64.

0201 エボラ出血熱は、最近はエボラウイルス病と呼ぶ。
> ▶ 必ずしも出血症状を伴うわけではないため。

0202 エボラウイルス病。日本で最初にみることになるのはERになるかもしれない。潜伏期、初期症状くらいは知っておいたほうがよい。
> ▶ 潜伏期2〜21日（通常は7〜10日）。初期症状は発熱、嘔吐、激しい下痢。出血は全例出るわけではなく、かつかなり後期にならないと発生しないらしい。

0203 狂犬病は致死率100％。日本では1956年を最後に国内発症は久しくない（海外で咬まれて国内で発症した例が1970年1例、2006年2例のみ）。海外で動物に咬まれていたら予防接種を検討。

▶ 名前が狂犬病のくせに該当する動物がイヌだけでないのが落とし穴。コウモリ、サル、キツネなど。予防接種がおいてある病院へ確認（複数回接種が必要）。

＊山本基佳, 他：相澤病院医学雑誌. 2012；10：27-30.

コラム　ワレワレハ、ツネニ監視サレテイル②

　次はパソコン関係のお話です。最近は電子カルテ化が進み、ネット環境が整っている病院も多いと思います。病院なので多少のアクセス制限はあると思いますが、ログインをすることで電子カルテをはじめ、いろいろなことができるようになりました。本当に便利な世の中になりました。

　しかしここにもピットフォールがあります。病院のパソコンには管理者がいます。つまり、あなたのパソコン操作はすべて見られている可能性があるということです。たとえば、院内メールの内容はすべてチェックされている可能性があります。仕事と無関係なプライベートなことや、知られたくない内容を院内メールでやりとりすることは避けるべきでしょう（そもそも院内メールをそういう目的に使ってはいけませんが）。

　また、あなたの名前でログインされていることを手がかりに、「○○先生が○○時に○○病棟のパソコンでログインして○○をしている」などのように、院内での居所を突き止められることもあります。便利な反面、恐ろしい世の中になったものです。

　前回のコラムと今回のコラムと、どうでしょうか。あなたも「ツネニ監視サレテイル」と感じてきたのではないでしょうか。職場での生活態度、パソコン操作など、思い当たることがある方は気をつけてみてくだ

さい。ただし、「監視サレテイル」だけではなく、「天井から悪口が聞こえる」とか「電波が飛んでいる」ということを感じたときには別の意味でもお気をつけ下さい。疲れているので、早めに医療機関を受診し、然るべき診療科で相談をしたほうがいいでしょう。

Chapter 9
インフルエンザ

●一般

0204 研修医「インフルエンザは否定的です。予防接種をしていますから」に、「喝」!

▶予防接種をしていようが、かかるときはかかる(じゃあ、あんなに痛かった予防接種の必要性って……)。

0205 研修医「インフルエンザは否定的です。もう今シーズンに一度インフルエンザにかかっていますから」に、「喝」!

▶A型にかかった後にB型に感染することがある。多くはないが本当にある(筆者は、A型にかかって復帰したその数日後にB型になった人を経験したことがある)。

0206 研修医「インフルエンザは否定的です。検査が陰性でしたから」に、「喝」!

▶検体の取り方や発症からの時期で感度が変わる。検査陰性のインフルエンザ患者もいる(そもそも感度100%の検査じゃないから)。

*青木眞:レジデントのための感染症診療マニュアル. 第3版. 医学書院, 2015, p369.

0207 たとえば、95%の確率で診断できる検査は有用と考えるのが普通。それでも5%(つまり20人に1人)は診断できない。

▶検査が陰性のインフルエンザ患者も中にはいるということ。検査はあくまで診断の補助。臨床的に診断してあげてもよい。

0208 実はインフルエンザだったのに、検査が「偽陰性」で「インフルエンザではない」と診断されるのが一番つらい。
▶公式に休めないし、周りにはうつすし、具合は悪いし……。

0209 ちょっと非典型的なインフルエンザっぽい患者を診たら…。
▶予防接種のおかげで症状が抑えられている可能性はあるかも。もちろん他疾患の鑑別も必要。

0210 インフルエンザ流行シーズンだからこそ、インフルエンザ以外を見逃さないように注意。
▶自分の診療は知らないうちにバイアスがかかっていることを自覚。

0211 冬期の「頭痛＋めまい＋倦怠感＋気分不良」。…またインフルエンザか？　それにしては熱がない…。
▶一酸化炭素中毒の可能性を考えよ。専用のパルスオキシメーターや血ガス分析で一酸化炭素ヘモグロビン（COHb）をチェック。

0212 インフルエンザの時期に非インフルエンザを診断できるのが名医。
▶常にインフルエンザらしいところと、インフルエンザらしくないところを考える。そのためには豊富な症例の経験が必要。

●検査

0213 インフルエンザ迅速試験のスワブ（綿棒）は顔面に対して垂直方向に入れることを心がけよ。
▶斜め上向きに入れるのではない（図Ⓐの方向）。それでは頭

蓋底に行ってしまう。顔面に対して垂直方向、上咽頭後壁をめざせ（図Ⓑの方向）。

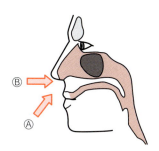

0214 インフルエンザ迅速試験のスワブ（綿棒）はどこまで入れるか。

▶成人であれば棒の半分以上が鼻腔内に入る。うまくやると抵抗なくここまで入る。痛がるのに無理に入れろという意味ではない。必ず愛護的に。

0215 インフルエンザ迅速試験の検体採取時の注意：施行時は「患者に対して斜に構えよ」

▶患者の正面に立って試行したあなた。間違いなくくしゃみを被曝するであろう。コツは正面に立たないこと。正面から受け止めるのは患者のつらい気持ちだけでよい。

0216 インフルエンザ迅速試験の検体採取時の注意：「銃口に気をつけよ」

▶くしゃみが飛ぶ先に人（看護師や患者さんの家族）や物（カルテ、パソコン、診察器具）がないか確認。銃口（患者さんの鼻孔と口）を安全なところに向けて二次被害を防げ。

0217 インフルエンザ迅速試験の検体採取時の注意：「適切なポジショニングを」

▶適切な体位は手技の成功につながる。採取のポジションに決まりはないが、一例を（山本流）。患者を座位、自分は立位。患者の右側に立ち、左手で後頭部を保持、右手でスワブを挿入するとよいと思う。銃口の調節もできるし、顔面に対するスワブの角度も見える。

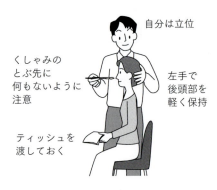

0218 インフルエンザ迅速試験の検体採取時の注意：「確実な検体採取を」

▶へたな手技者による「偽陰性」の結果はいらない。中途半端な検査にならないように注意。

0219 インフルエンザ迅速試験の検体採取時の注意：「適切なタイミングで検査を」

▶発症ごく早期だと「偽陰性」率が高まる（印象としては割と早くても陽性になることはあるが）。一方、48時間以上経過してしまうと、抗インフルエンザ薬開始のタイミングを逸する。

● 投薬

0220 抗インフルエンザ薬は処方したほうがよい？

▶ 処方するかどうかについては患者の適応、時代と社会情勢の違い、地域や医療者間の差など様々な要因があると思われる。方針は、研修先の上司に直接聞くこと。

0221 10代に抗インフルエンザ薬を出す場合、異常行動のリスクを説明して処方。

▶ 異常行動が薬によるものなのか、高熱やウイルスによるものなのか、はっきりとした因果関係はまだわからない。処方する場合は十分に説明し、患者の納得と理解が必要。

0222 本当に異常行動は抗インフルエンザ薬によるものなのか。

▶ わからない。しかし、一般に薬で異常行動を起こすという認識はよく知られてしまっている。添付文書には注意喚起が書かれている。

0223 抗インフルエンザ薬の薬価考。どちらが高い？　どちらも高い？

▶ ラニナミビル（イナビル®）は単回吸入で済むが、成人では約2000円を2キットと高い。一方、オセルタミビル（タミフル®）は1錠約300円。でも1日2回5日間の内服が必要。薬価を考えたことありますか？

0224 一般に抗ウイルス薬は高い。帯状疱疹に対する内服薬もけっこうする。

▶ 参考として免疫正常者に対するバラシクロビル（バルトレックス®）は1錠約400円、1日6錠で約2500円、7日分で約1万8000円。このほかに鎮痛薬や軟膏を出す場合はもっと費用がかさむ。

0225 抗インフルエンザ薬を処方するときは対症療法薬も処方するのが普通。

▶特に決まりではないし早期に治るというエビデンスも特にないが、患者さんは症状がつらくて受診しているので、解熱鎮痛薬などの対症療法の薬を併せて出すことがある。

0226 インフルエンザで発熱。解熱薬はアセトアミノフェンにしておいたほうがよい。

▶サリチル酸や一部のNSAIDsではReye症候群との関連が指摘されている。インフルエンザ流行期間の発熱患者への解熱鎮痛薬処方は気をつけること。

0227 インフルエンザに対する総合感冒薬も気をつけたほうがよい。

▶総合感冒薬は合剤。中にサリチル酸やその誘導体が入っているものがある。Reye症候群を発症するリスクがある。

0228 そもそも総合感冒薬の成分を知っているか。

▶たとえばPL配合顆粒は4剤の合剤でできている。サリチルアミド、アセトアミノフェン、無水カフェイン、プロメタジンメチレンジサリチル酸塩。何が入っているか、知らずに出しているのはまずい。成分を調べるように。

0229 抗血栓薬内服中の人に解熱鎮痛薬を出すときは注意。

▶薬の相互作用で抗血栓薬が効きすぎてしまう場合がある。不用意に長く出したNSAIDsのせいでPT-INRが10とかになることも。

0230 アセトアミノフェンは「解熱」目的での用量と「鎮痛」目的での用量が違う。

▶急性上気道炎に対する解熱・鎮痛には1回300〜500mgで、

原則1日2回まで（1日最大1500mgが限度）。その他鎮痛には1回300〜1000mgで、1日総量として4000mgを限度。小児に対してはまた異なる。気をつけて。

0231 冬のインフルエンザ患者。山のように来院すると嫌になって患者さんに冷たくなってしまうこともあるが…。

▶ インフルエンザはとにかくだるくてつらい。仕事を休まなければいけないので同僚に申し訳なくもなるかわいそうな病気。患者さんに優しくしてあげること。

0232 インフルエンザは家計的にもきつい。

▶ インフルエンザの予防接種で出費（へたをすると2回接種）、予防接種したのに罹患して病院にかかって出費、会社を休んで減給、家族にうつして出費、と出費がかさむ。

0233 インフルエンザシーズンに自分がインフルエンザらしい症状になったら「検査」や「治療」をどうするか。

▶ どうするのがよいのか、一度ゆっくり考えてみるとよい。医療従事者間でも、答えが割れるのがおもしろい。執筆時点の筆者の希望は、「検査は痛いから受けたくないけど、治療薬は使って十分に休みたい」（職場が許してくれるかわからないが……）。

0234 インフルエンザの出席停止期間はよく聞かれる。

▶ 学校保健安全法が2012年に改訂された。「解熱後2日」と「発症後5日」を両方クリアすれば出席可能。

0235 インフルエンザの「出勤」停止期間もよく聞かれる。

▶ 「出勤」について定められた法律は特にない。

0236 出勤してよいか聞かれたらどう対応すべき？

▶職場で相談してもらうことになる。感染拡大防止のため、参考として学校保健安全法の出席条件を情報提供したり、必要があれば診断書を作成したりする。

Chapter 10
循環器・心臓

●一般

0237 胸痛（胸部絞扼感、胸部圧迫感など含む）は、なめないほうがよい。

▶ アセスメントが不十分だと、いや、十分にアセスメントしたつもりでも、帰宅後に心肺停止で帰ってくることがある主訴。

0238 胸痛は鑑別診断に死ぬ病気がいくつもあることを再認識すること。

▶ 心筋梗塞、狭心症、肺塞栓、緊張性気胸、大動脈解離……。重症疾患にもかかわらず見逃されたり、対応が遅れたりすることがある。

0239 心筋梗塞疑いで検査を進めた。血液検査（心筋逸脱酵素）陰性、心電図陰性、胸部X線陰性、心エコーまで陰性。これだけ検査してすべて陰性所見であれば大丈夫か…。

▶ 非発作時の狭心症はこれだけでは診断できない。最終診断は心臓カテーテル検査などを要する。つまり「外来での検査が陰性であれば大丈夫」とはならないということ。

0240 （こんなこと言ったら内科の先生に怒られるかもしれないが…）血圧が高いことを主訴に夜間にERを受診する患者さんには、今夜は自宅で血圧を測らないようにアドバイスするのも1つの方法。

▶ 「血圧上がる」→「数値にびっくり。不安」→「さらに血圧上がる」→「数値にびっくり。不安」→「さらに血圧上がる」

……の悪循環。もちろんいつ測っても高血圧であるのなら内科で相談するよう助言する。

0241 動悸や脈が飛ぶといってERに来たが、来院時は所見なく、診察・検査でも異常なし。

▶帰宅後の再発作時には、今度は自分でも脈を測ってみるよう指導。特に「脈拍数」と「不整の有無」がわかるように指導。再発したときに本当に不整脈があったのか知る手助けになる。

0242 研修医「胸痛の持続時間を聞いたんですけど、本人はよくわからないと言っています…」。

▶数秒だったのか、数分だったのか、30分程度だったのか、1時間以上なのか、くらいはわかるはず。目安くらいは聞いて。

0243 脈拍は数字を記載するだけでなく、「整か不整か」リズムの記載も。

▶リズムは整か不整か触診で簡単にわかる。確認して記載する習慣をつけること。

0244 カルテ「下腿浮腫あり」。…それは圧痕性浮腫（pitting edema）？ 非圧痕性浮腫（non-pitting edema）？

▶pitting edemaかnon-pitting edemaかをみることが基本。

0245 「圧痕性浮腫あり」。…押してから40秒の評価をした？

▶40秒以内で圧痕が元に戻ればfast edema。戻らなければslow edema。

0246 fast edemaとslow edemaの病的意義は？

▶fast edemaであれば低アルブミン（低栄養、肝硬変、ネフ

ローゼなど）。slow edemaであればそれ以外（心不全、腎不全、妊娠など）。

0247 低アルブミンだからといって必ずfast edemaになる、というわけではない。

▶ 教科書通りにならないこともある。複合的な病態の人もいる。実際はクリアカットにいかない場合も多い（これからいろいろな人で実際に所見をとってみよう）。

0248 Brugada症候群を疑ったら家族の突然死歴などを聞く。

▶ ほかにも失神歴を聞いたり、心電図でタイプの確認（coved型、saddle back型）をしたりする。

0249 この場合の家族の突然死歴とは、「脳出血でその日のうちに亡くなった」などは除かれる。

▶ 致死的不整脈を見つけるための問診。つまりそれまで比較的元気だった人が、不整脈や原因不明の突然死をした場合などが含まれる。

0250 心電図でなにかおかしければ過去の心電図と比較すること。

▶ 少なくとも以前と変化があるかどうかわかる。心電図の基本。

0251 比べてみた過去の心電図が正常とは限らない。とられたときの状況も可能な限り確認すること。

▶ 異常かどうか判断するための比較対象が、異常なときの検査だったら比較にならない。つまり、鼠径ヘルニアの術前検査でとられたときの心電図（ルーチンでとった心電図）だったら比較の参考になるかもしれない。でも胸痛発作時にとられた心電図（異常時の心電図）だったら、そのことを加味して

比較しなければならない。

0252 QT延長というにはQTの基準値を知らなければならない。QTcの基準値は？

▶ 0.36〜0.44。常識。そらで言えるように。計算は、$QTc = QT/\sqrt{R\text{-}R}$。最近のは自動で計算されるので安心。

0253 特殊なとり方を要する心電図を知ること。

▶ たとえば、右室梗塞を疑ったら右胸部誘導をとり、Brugada症候群を疑ったら1つ上の肋間で胸部誘導をとる。

0254 ホルター心電図はホップ、ステップ、ジャンプで循環器内科紹介。

▶ ホップ（検査室で装着）、ステップ（翌日に外しに来てもらって解析開始）、ジャンプ（解析が終わる約1週間後に合わせて循環器内科を予約）。解析が終わる前に循環器内科紹介をしないように。

0255 肺水腫。肺エコーのBライン、みてる？

▶ ある文献によると急性心原性肺水腫に対するエコー（Bライン）は感度94.1%、特異度92.4%。胸部Xpの感度14〜68%、特異度53〜96%を圧倒している。

＊Al Deeb M, et al：Acad Emerg Med. 2014；21（8）：843-52.

●心筋梗塞

0256 心筋梗塞を診断。循環器内科を呼んだとしても油断するな。循環器内科医の到着を待っている間に心室細動になる。

▶ 専門科に完全に引き継ぐまでは主治医はあなた。急変時に除細動をするのもあなた。

0257 **心筋梗塞の関連痛。へそより上に痛みがある場合はすべて心筋梗塞を疑え。**
▶ 有名なのは肩とか顎とか歯痛とか。

0258 **教科書的には左肩痛が心筋梗塞の関連痛。**
▶ 古典的にはそう。しかし、心筋梗塞では左肩痛よりもむしろ右肩痛のほうが陽性尤度比が高い（つまり右肩痛のほうが心筋梗塞らしさの確率が上がる）という研究がある。

＊ Goodacre S, et al：Emerg Med J. 2009；26（12）：866-70.

0259 **胸痛がないので心筋梗塞は否定的だと思い心電図はとりませんでした。**
▶ 高齢者の心筋梗塞では、呼吸困難を主訴にしていることも多い。胸痛がなくても心電図をとること。

0260 **心筋梗塞の治療の語呂はMONAが有名。でも全例MONAが必要というわけではないし、これだけでは不十分。**
▶ MONAはM：モルヒネ、O：酸素、N：ニトロ製剤、A：アスピリン。語呂を覚えるだけではダメ。実際に使えるように投与量、投与経路、注意事項などの確認を。

0261 **心筋梗塞に対する鎮痛薬。モルヒネが多く使われているみたいだけどペンタゾシン（ソセゴン®）ではダメ？**
▶ ダメ。ペンタゾシン（ソセゴン）は痛み止めのくせに血圧と脈拍が上がる薬。心筋の酸素需要が増えて虚血が進んでしまう。天井効果もあり、鎮痛作用に限界もある。

0262 心筋梗塞は虚血だから酸素供給を増やしたいと考えがちだが、酸素飽和度が保たれていれば闇雲に増やさなくてよい。

▶ 酸素供給により冠動脈が収縮し、むしろ逆効果になることがわかってきている。

＊Reeder GS, et al：Overview of the acute management of ST elevation myocardial infarction. In：UpToDate, Post TW（Ed）, UpToDate, Waltham, MA.（Accessed on April 26, 2016.）

0263 ニトログリセリン舌下錠のピットフォールその①
投与後10分したら胸痛が改善。「ニトロが効いた。狭心痛かな？」…と判断してはいけない。

▶ 狭心痛の場合、ニトログリセリンは1〜3分の短いスパンで即座に効いてくる。10分後によくなったというのはむしろニトログリセリンが効果的でなかった可能性も考えなければいけない。

0264 ニトログリセリン舌下錠のピットフォールその②
製品によっては有効期限に注意（ニトログリセリン錠など）。

▶ ニトログリセリン舌下錠は有効期限を特に注意すること。古いと効果がなくなる代表的な薬。揮散性が強いため。

0265 ニトログリセリン舌下錠のピットフォールその③
舌下で溶解させること。

▶ 内服では効果がない。添付文書にも書かれている。

0266 ニトログリセリン舌下錠のピットフォールその④
使ったら病院に来るように指導すること。

▶ 使ってよくなったのでおしまい、ではいけない。使用時は症状の改善によらず早めに病院受診を指示。

0267 ニトログリセリン点滴静注薬は専用の輸液セットを使うこと。
> ▶塩化ビニル性の輸液セットには吸着されてしまう。点滴時にはガラス製、ポリエチレン製、ポリプロピレン製の輸液セットを使用すること。

0268 心筋梗塞と診断。MONAだ。抗血小板薬を使おう。
> ▶でもその前に大動脈解離の可能性がないか、要チェック。

0269 アスピリンとバイアスピリン®は違うの？
> ▶違う。バイアスピリンはアスピリンの腸溶錠。ちなみにバイアスピリンのバイはバイエル薬品のバイ（Bayerより販売されているBayaspirin）。

0270 バイアスピリンを噛み砕いて服用させることがあるのはなぜ？
> ▶同薬が腸溶錠のため。梗塞の急性期など、早く効かせる場合には噛み砕いて服用してもらう。

● **不整脈**

0271 動悸で受診した頻脈性心房細動の治療戦略でまず考えることは？
> ▶「安定」か「不安定」か。「不安定」とは低血圧、心不全状態、意識障害、心筋虚血状態などをさす。

0272 頻脈性心房細動。「不安定」だった。さァ、どうする？
> ▶電気的除細動を検討。すなわち電気的カルディオバージョンをする。もちろん上級医とやる。鎮静も検討。

0273 頻脈性心房細動。「安定」だった。さァ、どうする？
> ▶リズムコントロールをするか、レートコントロールをする

か、治療戦略を立てる。

0274 リズムコントロールは「不整」だった脈を「整」にすることである。
▶ そしてレートコントロールは「脈拍数」を低下させることである。

0275 リズムコントロールの方法は主に2種類。どちらも知っておくこと。
▶「電気的」除細動と「薬物的」除細動がある。

0276 十分な抗血栓療法をせずに無闇にリズムコントロールをしてはいけない。
▶ 左房内血栓が全身に飛ぶことがある。

0277 レートコントロールのための薬物は少量ずつ使用。
▶ 一度体内に入れた薬を出すのは難しい。後から足すほうが簡単。モニタリング下で少量ずつ、反応をみながら使う。さもなければ突然の徐脈化で苦しむことがある。

0278 レートコントロールをするときは目標の脈拍をやや高めに設定すること。
▶ 150/minの脈拍を60/minにする必要はない。150/minが100〜110/minになるだけでも自覚症状は軽減する。

0279 WPW症候群に合併した頻脈性心房細動は心室頻拍(VT)のように見える。
▶ そのため偽性心室頻拍、pseudo VTと呼ばれる。

0280 **wide QRSの頻脈性不整脈でとても苦しがっている患者さんを前にして、君は正常な心電図判断がはたしてできるか？**

▶できないのが普通。でもそのときに備えて勉強して準備しておくこと。そうすればいつかできるようになる。

0281 **急変している患者さんの横で「先生、早くして」と眼で何かを訴えてくる看護師を前にして、君は正常な心電図判断がはたしてできるか？**

▶できないのが普通。でもそのときに備えて勉強して準備しておくこと。適確に対応できたらスタッフの見る目が変わる。

0282 **WPW症候群に合併した心房細動には使えない薬がある。**

▶房室伝導を抑える薬がダメ。房室結節遮断をするとケント束からの刺激だけになり不安定になるため。ABCD薬と覚える。すなわち、ATP製剤、βブロッカー、Ca拮抗薬、ジギタリス製剤。

0283 **PSVT（paroxysmal supraventricular fachycardia）の治療で使うATP製剤（アデホス-Lコーワ注）。**

▶喘息や慢性閉塞性肺疾患には避ける。気管支痙攣が起こる。

0284 **PSVTの治療で使うATP製剤（アデホス-Lコーワ注）は急速投与が必要な薬。ゆっくり入れても何の意味もない。**

▶三方活栓にATP製剤とそれを後押しする生食をつけておいて一気に投与。一度心静止になり、それから数秒で戻る（この数秒を悠久に感じるのは自分だけ？）。モニタリング下で使用。

0285 シベンゾリン（シベノール®）で心房細動のリズムコントロールをしたら意識が下がった。ひとまず思い浮かべる原因は3つ。

▶血圧低下、心原性脳塞栓発症、低血糖。低血糖を忘れやすい。

0286 脚ブロックがある患者さんはST変化を評価しにくい。

▶ただし、明らかなST変化や以前の心電図との変化があればそれは優位な変化ととってよい。

0287 心不全増悪患者をみたら、増悪した原因も考えよ。

▶新規の虚血性心疾患や貧血の進行なども怖いが、内服薬の飲み忘れや塩分の過量摂取のような生活習慣の乱れのことも多い。FAILUREが覚えやすい。

● **FAILURE**

Forgot medication　薬の飲み忘れ
Arrhythmia/Anemia　不整脈／貧血
Infection/Ischemia/Infarction　感染／虚血／梗塞
Lifestyle　塩分過剰摂取
Upregulation of cardiac output　甲状腺機能亢進、妊娠、脚気
Rheumatic valve/Renal failure
　　リウマチ性弁膜症（他の弁膜症も含む）／腎不全
Embolism　肺塞栓

0288 下肢深部静脈血栓症。これまで膝窩より遠位のものはあまり問題視されてこなかったが…。

▶膝窩より遠位のものも肺塞栓を起こし得ることがわかってきた。遠位だからと軽視しないこと。

0289 心筋梗塞や脳梗塞を鑑別に挙げたらその裏に潜む大動脈解離がないかに気をつける。
> 心筋梗塞と思ったら大動脈解離、脳梗塞と思ったら大動脈解離、ということがある。

0290 重い物を持ち上げたら腰が痛くなって受診した人が、大動脈解離だったという経験が筆者にはある。
> おそらく重い物を持ち上げたら血圧や腹圧が上がり、大動脈解離をきたしたものと思われる。診察時、バイタルサインがおかしかったり、痛みが体動と無関係であったり、通常の腰痛症にしてはどこかおかしいところがあったので診断できた。

●その他胸痛

0291 胸痛の鑑別疾患に帯状疱疹を挙げること。
> 緊急性はないし重症疾患ではないが、よく見逃される。視診で診断できるため必ず服を脱いでもらって診察するように。へたをすると、帯状疱疹の人に、大動脈解離を否定するための造影CTをすることになる。

0292 水疱形成は胸痛に遅れて出てくることも多い。
> つまり初診時には診断が難しい。帰宅後に水疱形成がでてきて後でわかる。よくわからない疼痛患者を帰宅させる前には、今後の水疱形成の可能性を伝えておかないと、「最初の先生には診断してもらえなかったんですよ！」と言われてしまう。

0293 前胸部痛＋手掌・足底の皮疹。何を疑う？
> 掌蹠膿疱症。胸痛の原因は胸肋鎖骨の関節炎。

0294 Mondor（モンドール）病って知ってる？
> 胸部の皮下の血管性静脈炎。皮下に硬い索状物が生じる。良

性疾患。胸痛の鑑別診断に加えてみては？

0295 **precordial catch という概念がある。**
▶ 小児の非外傷性、筋骨格系、良性の胸痛。数秒から数分の前胸部に局在した鋭い痛み。突然発症で深呼吸で増悪。除外診断なので、隠れた心膜炎や気胸などには注意。

0296 **小児の胸痛で致死的な心疾患はきわめて稀。**
▶ もちろん、まったくないわけではないが、稀。

＊Saleeb SF, et al：Pediatrics. 2011；128（5）：e1062-8.

コラム　やりっぱなしはだめ

　意識障害の患者さんの血糖値を測るよう指示して、結果確認を忘れたことはありませんか？　呼吸不全の人に酸素を開始して、投与後の再評価を忘れたことはありませんか？　いずれも「やりっぱなし」になってしまっています。

　血糖は異常な値かどうかを確認して、値や症状に応じてその後の治療を始めなければなりません。酸素は開始したのであれば、その過不足を評価して推移をみていかなければなりません。「血糖を測ること」、「酸素を開始すること」は目的ではなく手段です。このように現場では手段と目的を見誤ることがあります。「血糖測定」や「酸素投与」という行為をしたことで安心してしまい、その後の真の目的がおろそかになってしまっているのです。

　たとえば、自動血圧計を用いて血圧を測るときのことを考えてみましょう。血圧測定は、「腕にマンシェットを巻く」→「血圧測定ボタンを押す」→「圧がかかり測定開始」→「測定が終わり画面に血圧が表示される」→「表示された血圧を確認する」→「血圧を評価して対応する」という流れで行います。血圧を測るための手段は「腕にマンシェットを巻く」から「測定が終わり画面に血圧が表示される」までです。そして血圧

を測る目的は、「表示された血圧を確認」して「血圧を評価して対応する」ことです。つまり本当に行いたいのは「血圧を測ること」それ自体ではなく、測った血圧を評価し、血圧低下があれば原因を調べて補液や昇圧薬を用いたり、異常な高血圧があれば緊急で下げたほうがよいのかどうかを検討し次の行動に移したりすること、これが真の目的です。

　これは当たり前のことなのですが、なかなかできていないということがあります。特に急変時のようにばたばたしているときは、限られたスタッフ、限られた時間で、あれもこれも同時にいろいろ行わなければなりません。マンシェットを巻くことで安心してしまい、値の確認が遅れたり、そもそも測定ボタンを押していなかったりすることが実際に起こり得るのです。そして、この数十秒のロスが急変時には命取りになることがあります。やりっぱなしはいけません。急変時だからこそ確実に行えるよう、普段から「真の目的」を意識して動くことが大切です。心がけていきましょう。

外科

- ⑪ 外科一般
- ⑫ 整形外科
- ⑬ 傷の治療

Chapter 11
外科一般

0297 緊急手術になりそうな患者に安易に飲食させないこと。
▶ フルストマックだと全身麻酔時に嘔吐、誤嚥、窒息のリスクが上がり危険。フルストマックゆえに手術を延期したり麻酔法を変えたりすることもある。

0298 気胸。エコー、lung sliding sign、みてる？
▶ 気胸に対する検出率も高い。気胸にエコーを当てたことがない人は今すぐ当てにいくべき。とても便利。

0299 初学者はまず胸部X線写真で気胸を見つけたら、その後で胸部エコーで確認するようにしよう。
▶ 慣れてくれば逆にベッドサイドエコーで診断してからX線写真で答え合わせができる。

0300 縦隔気腫をみたら異物誤飲を必ず確認。
▶ 若年者は胸痛で、高齢者は食思不振など非特異的症状で受診しやすい。
＊水野雄太, 他：相澤病院医学雑誌. 2015；13：29-32.

0301 原因不明の腸管の浮腫、腹水、血管拡張がある。
▶ 門脈血栓症がないか確認。自覚症状に乏しく発見が難しい。

0302 外傷後の遅発性腸管損傷（穿孔）というものがある。
▶ 当初のCTで異常がなくても再検でフリーエアーが見つかる。後日の腹痛再燃時には注意。
＊高橋祐輔, 他：日本外科系連合学会誌. 2013；38（6）：1141-6.

0303 鼠径ヘルニア嵌頓は超緊急。「秒」は争わないが、「分」や「時間」は争う。
▶嵌頓を早期に解除できればより簡単な「ヘルニア根治術」で終わるが、時間が経過して腸が壊死してしまえばより大変な「腸切除術」が必要となる。早く外科に繋げられるように時間を意識しよう。

0304 断端虫垂炎という概念がある。
▶切除したはずの虫垂の断端の炎症。手術歴があっても油断しない。治療は保存治療（抗菌薬）だったり、手術だったり。

0305 イレウス（ileus）と腸閉塞（bowel obstruction）は違う。
▶イレウスは腸蠕動不全による腸管の運搬機能障害をさす。腸閉塞は腸管内容の流れが阻害された状態で三大要因は癒着、ヘルニア、がん。絞扼性腸閉塞は緊急手術が必要。

＊安達洋祐：医学界新聞．2014；3094：3．

0306 虫垂炎と間違えられる腸炎がある。
▶エルシニア腸炎が有名。ほかサルモネラやカンピロバクター腸炎など。これらを調べるため、虫垂炎を疑ったときは食事摂取歴も聞くこと。

0307 イレウスや腸閉塞の背後に寄生虫が関与していることがある。
▶アニサキス（サバなど）、旋尾線虫（ホタルイカ）など。虫体が消化管を穿通、刺激するなどしイレウスや腸閉塞を起こすことがある。

0308 Alvarado score（MANTRELS score）は知っておこう。
▶10点満点で4点以下であれば虫垂炎は否定的。

● Alvarado（MANTRELS）Score

Migration of pain to the RLQ	右下腹部への移動痛	1
Anorexia	食欲不振	1
Nausea or vomiting	嘔気/嘔吐	1
Tenderness in the RLQ	右下腹部圧痛	2
Rebound pain	反跳痛	1
Elevated temperature	発熱（≧37.3℃）	1
Leukocytosis	白血球高値（≧10,000/μL）	2
Left Shift	白血球左方移動（好中球≧75%）	1
Total score	計	10

Alvarado Score は4点以下では虫垂炎は否定的。
頭文字をとって、MANTRELS score と呼ばれることもある。

* Flum DR：N Engl J Med. 2015；372（20）：1937-43.

* Alvarado A：Ann Emerg Med. 1986；15（5）：557-64.

Chapter 12
整形外科

●基本原則・診察

0309 骨折の診断はX線写真に頼るな。問診と身体診察を重視。

▶骨折はX線写真を見る前に答えが出ている。X線写真はその確認作業にすぎない。

0310 骨折疑いはX線写真を撮る前の診察で、「○骨の近位端骨折」とか「第○腰椎横突起骨折」と予想しておく。

▶それくらい丁寧に診察すること。

0311 骨折を疑ったらそれを挟む上下・前後の関節と骨を診察。

▶たとえば前腕骨折を疑ったら手から肩関節まで触診。ついでに鎖骨も。

0312 身体診察で骨折を強く疑ったのにX線写真では異常がなかった。

▶骨折に準じて固定・免荷をして、後日整形外科へ紹介する。固定なしで帰さないこと。

0313 X線で異常がないのに固定するの？

▶初期にX線で骨折が指摘できず、後で骨折がわかるケースはよくある。身体診察による「骨折疑い」という所見を優先させてよい。

●身体所見後にX線撮影を行ったあとの対応

	X線写真で骨折線あり	X線写真で骨折線はっきりせず
身体所見で骨折を強く疑う	骨折に準じて固定・治療	骨折に準じて固定・治療orCT・MRI検討
身体所見で骨折をあまり疑わない	その部位をもう一度丁寧に診察	固定なし・RICE処置のみ

0314 捻挫にしては所見が強い場合も、骨折に準じて固定して整形外科紹介せよ。

▶一般的に迷ったら大変なほう（この場合は固定して紹介という手間がかかる分が大変）を選ぶとうまくいくことが多い。コラム「AにするかBにするか方針に迷ったら」を参照。

0315 自分の症状を自分で言えない人、自分で動けない人（高齢者など）が肩を痛がっている。

▶体位交換・介助・介護による骨折・脱臼がある。

0316 「重い物を持ち上げたら腰が痛くなった」は多くはぎっくり腰。でも…。

▶稀だが、腹部大動脈瘤破裂など、非整形疾患の人がいる。恐らく重い物を持ったら血圧が上がって血管が破裂したもの。こういう人はただのぎっくり腰にしてはどこかおかしい。注意。

0317 頸部の回旋に伴う頸部痛を「筋骨格系の痛みでしょう」と安易に帰さないこと。

▶椎骨動脈解離というこわい頸部痛がある。交通事故や整体、くしゃみなどで発症することがある。めまいや頭痛、片側のホルネル徴候を伴うことがある。

＊Cline DM, et al：Tintinalli's Emergency Medicine Manual 7版. McGraw-Hill Professional, 2012, p715-20.

0318 手の脱力では握力を測れ。

▶ 握力計を使う。脱力があるという自覚症状に客観性を持たせる。

0319 握力は左右交互に最低3回ずつ測れ。

▶ 普段の握力が40kgの人が3回測って15〜13〜18kgくらいだったら本当に脱力かも。15〜2〜5kgとムラが大きかったら、この人本気でやっているの？ 詐病？ と疑うきっかけになる（でもwaning（漸減現象）もあるかもしれないから何でも詐病を疑ってはダメ）。

0320 手の麻痺や脱力、手の外傷などでは患者の利き腕を聞くこと。

▶ 「右握力40kg、左握力30kg」という所見がとれたとする。実は左利きで、普段左手の握力が50kgある人だったらどうする？ 利き腕に外傷があると自宅で生活できない恐れもある。

0321 骨折を1つ見つけたら、もう1つないか診ること。

▶ 1つ陽性所見を見つけるとそれに飛びついて安心してしまうのが人間というもの。橈骨が折れていたら尺骨、脛骨が折れていたら腓骨、頸椎が折れていたら胸椎（脊椎骨折は多発する）など、ピットフォールは多数。

*日本外傷学会：外傷初期診療ガイドライン．改訂第4版．へるす出版，2012，p145-63．

0322 たいした受傷機転じゃない。でも派手に骨折している。なぜ？

▶ 病的骨折の可能性は？ 腫瘍（骨腫瘍や転移）や骨粗鬆症はないか。それともう1つ。虐待の可能性は？ 虐待は小児でも高齢者でもあり得る。

0323 感覚はスクリーニング的に痛覚でみるのがよい。

▶ もちろんより正確には痛覚、冷覚、触覚、深部感覚、振動覚などをそれぞれ評価することが必要。でもERではいつも全部はできない。

0324 長管骨骨折疑いのX線撮影。基本は「関節で」撮影。

▶ たとえば、橈骨遠位端骨折は「前腕骨」でなく「手関節」で撮影。ただし橈尺骨近位端に骨折を併発していることなどもある。撮影前に肘もよく触れ。

0325 小児のX線は患側だけでなく健側（反対側）も撮影して比べること。

▶ 骨端線を骨折と診断したり、不全骨折を見逃したりするため。撮影前に本人・保護者にも意図を説明する。

0326 開放骨折のGustilo分類を知っておくこと。

▶ 整形外科医にプレゼンするときに聞かれる。骨折と外傷、汚染の程度を把握せよ。

● Gustilo分類

Type Ⅰ：開放創が1cm以下である清浄な開放骨折

Type Ⅱ：開放創が1cm以上ではあるが、広範な軟部組織損傷や弁状創を伴わない開放骨折

Type Ⅲ-A：開放創の大きさに関係なく、強度の外力による広範な軟部組織の剥離や弁状創を伴うが、軟部組織で骨折部を被覆可能な開放骨折

Type Ⅲ-B：骨膜の剥離を伴う広範な軟部組織の損傷と、著しい汚染を伴う開放骨折

Type Ⅲ-C：開放創の大きさにかかわらず、修復を要する動脈損傷を伴う開放骨折

＊鳥巣 岳彦（監修）, 他：標準整形外科. 第10版. 医学書院, 2008, p625. (Gustilo RB. The Fracture Classification Manual. St Louis：Mosby；1991. P16より改変)

0327 **大腿骨頸部内側骨折。Garden分類を知っておくこと。**

▶ Stageによっておおまかに手術方法が変わる。

● Garden分類

Stage Ⅰ　不完全骨折
Stage Ⅱ　完全嵌合骨折
Stage Ⅲ　完全骨折骨頭回転転移
Stage Ⅳ　完全骨折骨頭回転転移なし

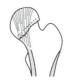
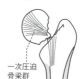
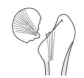

Stage Ⅰ　不完全骨折（内側で骨性連続が残存しているもの）　Stage Ⅱ　完全嵌合骨折（軟部組織の連続性は残存している）　Stage Ⅲ　完全骨折 骨頭回転転位（Weitbrechtの支帯の連続性が残存している）　Stage Ⅳ　完全骨折 骨頭回転転位なし（すべての軟部組織の連続性が断たれたもの）

＊鳥巣 岳彦（監修），他：標準整形外科．第10版．医学書院，2008, p689.
(Garden RS. Low-angle fixation in fractures of the femoral neck. J Bone Joint Surg 1961；43B：647-63より改変)

0328 **コンパートメント症候群は症状の5Pが有名。でもそろったときには手遅れのことが多い。**

▶ 症状がそろう前に、緊急の圧測定や減張切開について上級医と相談。ちなみに5PはPain、Pallor、Pulselessness、Paresthesia、Paralysis。

● 処置（包帯・シーネ固定など）

0329 **包帯は手早く巻けるように。患者の前でうまく巻けないと格好悪い。**

▶ 逆に、包帯がうまく巻けるだけで、「この医者はできる医者だ」と思われる。

0330 包帯には、巻く場所に適したサイズがある。

▶指に太い包帯を巻いたら固定にならないし、太ももに細い包帯を巻いたらひもで締めたようにきつくなってしまう。まさに適材適所。

0331 包帯は巻くというよりも転がすつもりで巻くのがよい。

▶そうすればちょうどよいきつさになる。1/3ずつずらしていくとよい。

0332 包帯は転がる方向に巻く。

▶転がらない方向に巻かない。あえてやりにくい方向に転がすな。

●包帯の巻き方

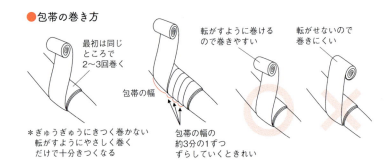

0333 よくある骨折のシーネ固定はできるように。

▶直接上級医や整形外科医に習うこと。手技は習うより慣れろ。

0334 シーネ固定するくらいの人には後日整形外科を紹介すること。紹介状も書く。

▶フォローアップはしてあげないとシーネをつけられた患者も困る。手紙がないと次にかかった医者も困る。相手の立場を考えてあげて。

0335 バストバンドは一長一短。長所から。
> 胸郭が固定されるので、つけた途端に痛みが楽になる人がいる。

0336 バストバンドは一長一短。短所も。
> つけるとかえって痛みが増す人もいる。また、胸郭の固定の影響で換気や排痰がうまくいかないことがあり、高齢者には使いにくい。

0337 膝関節穿刺はできるようになっておくこと。
> 整形外科でなくても覚えておいたほうがよい。内科系でもできるようになっておくと、診断、治療で助けられることがある。

0338 非整形外科医による関節穿刺はどこまでできる？
> 膝はOK。経験があれば、肩、手関節は比較的安全と言われる。肘と足関節は相当慣れていないとやめておいたほうがよい。

0339 関節穿刺で吸引できる量を知っておこう。
> たとえば膝関節では数十mL単位で引ける。手関節では数mLも引けないことも。

● 上肢

0340 肩関節脱臼と思ったが、X線写真では脱臼はなかった。
> ほかの脱臼・骨折の可能性は？　肩鎖関節はどうか。鎖骨骨折はないか。上腕骨骨折はないか。解剖をイメージしてひとつひとつ確かめよう。

0341 肩鎖関節脱臼は身体診察と肩鎖関節条件のX線撮影で確実に見つけよ。
> 肩鎖関節条件で撮ることがキモ。肩関節X線写真や胸部CT

で肩鎖関節が正常に見えていても脱臼していたということが普通にある。筆者も見逃し経験2例あり。

0342 肩関節脱臼診察時の注意事項は？
▶ 大部分が前方脱臼。肩の感覚障害を確認して腋窩神経損傷と動脈損傷、骨折の有無を評価せよ。

0343 肩関節脱臼を整復したことはある？
▶ 整復法はたくさんある。ということは、「絶対的な方法はない」とも言える。いくつか習熟しておくこと。各整復法の名前とやり方は一致させることができるように。

0344 入らなかったらどうするか。
▶ 整復法を替えてみる。施行者を替えるのもよい。手技は手（施行者）を替えるだけでうそみたいにうまくいくことがある（必ずしも経験年数や技術の善し悪しだけではなく）。

0345 それでも入らなかったらどうするか。
▶ 整形外科へ紹介。それでもダメなら鎮静下に整復を。鎮痛の検討も忘れずに。

0346 それでもダメだったらどうするか。
▶ 全身麻酔下に筋弛緩をかけて整復。

0347 それでもダメな場合ってあるの？
▶ ある。その場合は手術（観血的整復術）。

0348 脱臼整復のコツは？
▶ とにかく、とにかく、とにかーく、力を抜かせること。リラックスさせまくること。それしかない。

0349 リラックスしてもらうコツは？

▶痛みと不安を与えないこと。適切な鎮痛と手技中の雑談によるムードづくり。あなたの腕の見せどころ。

0350 肩関節脱臼整復は救急でやるのか。

▶ERで行ってよい処置。筆者も自分でできるときは自分でやる。難しい場合は整形外科に依頼。

0351 何法が一番入るのか。

▶いろいろやってみればよい。どれも一長一短。施行者や施設の好みによるところも大きい。でも合併症を起こしやすいヒポクラテス法は止めたほうがよい。

0352 脱臼整復後に骨折が見つかることがある。

▶整復前にこの可能性を話しておかないと、「痛かった整復処置のせいで骨折したのでは？」と勘違いされる可能性がある。整復後にX線で確認。

0353 40～50代の女性が夜間に突然肩関節の激痛を認めたら石灰沈着性腱板炎を考慮。

▶ERでは主に鎮痛薬や三角巾固定による保存療法。後日整形外科では石灰吸引をすることも。

＊https：//www.joa.or.jp/jp/public/sick/condition/calcific_tendinitis.html
（日本整形外科学会ホームページ）

0354 小児の上腕骨骨折疑い。X線写真で明らかな骨折なし。…若木骨折の可能性は？

▶骨のわずかな膨隆やfat pad signを確認。骨端線損傷にも注意。

0355 anterior fat pad signは正常でも見られる。
▶ ただし大きなものはsail signと呼ばれ、異常。また、posterior fat pad signは少量でも異常。いずれも骨折を疑うサイン。

0356 肘関節X線写真ではanterior humoral lineとradiocapitellar lineが上腕骨小頭を通ることを確認せよ。
▶ この線のずれがあると骨折を疑うことになる。

● fat pad sign

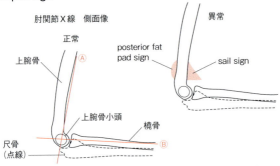

Ⓐ anterior humoral line　上腕骨前面の線が上腕骨小頭を通る
Ⓑ radiocapitellar line　橈骨近位部の正中線が上腕骨小頭を通る

0357 小児の上腕骨骨折疑い。X線写真で若木骨折もなし。…他の骨折の可能性は？
▶ 痛い部位の上下の骨や関節を確認。本症例の場合は上腕骨なので鎖骨や前腕など。特に鎖骨はピットフォールになりやすい。

0358 可塑性変形という概念がある。
▶ 若木骨折とも違う。骨折線がない。整形外科医は揉んで治すことがある。

0359 **肘内障の整復。回内法と回外法がある。肘関節を屈曲させながら回内・回外させる方法と、そのまま（三角巾固定の肢位のような肘関節90°屈曲位）回内・回外させる方法がある。**

▶ どちらも経験しておくこと。方法による整復率の違いはほぼなし（若干回内法が優勢のようだ）。好みにもよる。

＊Aylor M, et al：N Engl J Med. 2014；371（21）：e32.

0360 **手関節痛は舟状骨骨折に注意。緊急疾患ではないが見逃すと将来的に偽関節になり、こちらも痛い。**

▶ 丁寧に診察。X線なら2〜3方向。確実に診断するならMRIやCT撮影を考慮（ただしERの初療でここまですることは少ない）。

0361 **受傷初期には発見されにくいのが舟状骨骨折。適切なフォローアップを。**

▶ 他の骨折と同様、身体所見上骨折が疑われればX線写真で骨折がなくても固定をして後日整形外科紹介。

＊https：//www.joa.or.jp/jp/public/sick/condition/scaphoid_fracture.html（日本整形外科学会ホームページ）

コラム 表現が難しい解剖学的部位（問題編）

電話でのプレゼンテーションは慣れないと困りものです。解剖学的名称がわからずに困ったことはないでしょうか。

研修医「えーと、耳の出っぱっているところの傷なのですが、耳たぶではなくて、耳介と反対側の、あの耳の前の突起のところが切れているのですが……」

などという、話しているほうも聴いているほうももどかしいという経験が誰しもあるはずです。対面したプレゼンであれば、指をさして「こ

こです」と伝えるだけです。

今回はそんな体の場所のクイズです。次の体の場所は医学用語・専門用語で何というかわかりますか？
・上唇の裏のスジ
・唇の赤いところと白いところ
・いわゆるほうれい線
・鼻と口の間の溝
・耳の前の突起
・目頭
・DIP関節とPIP関節の間の指部分
・弁慶の泣き所

解答は次のコラムにて

●下肢

0362 身体所見上、大腿骨頸部骨折を強く疑ったのにX線写真で異常がなかった。

▶大腿骨頸部ではなくて骨幹部や膝の骨折は？　恥骨骨折や坐骨骨折は？　身体診察でもう一度確認。

0363 身体所見上、大腿骨頸部骨折を強く疑ったのにやっぱりX線写真で異常がなかった。

▶股関節MRIを検討せよ。専門科の判断を仰いでもよい。診断の確定が必要。

＊Foster KW：Hip fractures in adults. In：UpToDate, Post TW（Ed）, UpToDate, Waltham, MA.（Accessed on April 12, 2016.）

0364 本当に股関節MRIまで必要なのか。

▶実は骨折していた場合、へたに帰宅させると当初見えなかった骨折線が後日ずれて再受診することがある。

0365 ずれてからでは手遅れなのか。

▶手遅れ。ずれると手術が「骨折観血的手術」からより大変な「人工骨頭置換術」へ。麻酔も「脊髄くも膜下麻酔」から負担の大きな「全身麻酔」へ。お金もかかる。いいことなし。

0366 歩いてもらったらなんとか歩けるけど、それでも股関節MRIを撮影したほうがよいのか。

▶臨床所見による。ただし大腿骨頸部骨折があるのに歩行可能な患者が普通にいるということは知っておいたほうがよい。

0367 膝関節脱臼は緊急疾患。ただの脱臼ではない。

▶膝がずれるくらいのエネルギーが加わっており、膝窩動脈損傷や神経損傷を高率に伴う。血流の評価のため造影CT検査が必要なことも。

＊北原浩, 他 監訳：救急・ERエッセンシャル手技. メディカルサイエンスインターナショナル, 2008, p234-8.

0368 膝蓋骨脱臼と膝関節脱臼は違う。

▶膝蓋骨脱臼は自然整復されることも。整復されれば固定をして後日整形外科紹介でよい。

＊北原浩, 他 監訳：救急・ERエッセンシャル手技. メディカルサイエンスインターナショナル, 2008, p239-41.

0369 足関節骨折（脛骨・腓骨骨折）はそれぞれ内果骨折、外果骨折という。

▶もちろん脛骨遠位端骨折、腓骨遠位端骨折という表現も可。

●膝関節脱臼と膝蓋骨脱臼

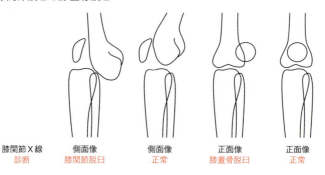

膝関節X線
診断

側面像
膝関節脱臼

側面像
正常

正面像
膝蓋骨脱臼

正面像
正常

0370 くるぶし（踝）は「顆」ではなく、「果」を使う。

▶つまり足関節は「内顆・外顆」ではなく、「内果・外果」である。

0371 脛骨下端後縁を果とみなして後果といい、内果・外果と併せて骨折している状態を三果骨折（Cotton骨折）と呼ぶ。

▶ただし後果という解剖学的名称はない。通称、慣用名。

●内果・外果・後果

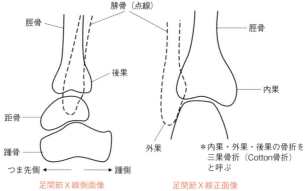

足関節X線側面像

＊内果・外果・後果の骨折を三果骨折（Cotton骨折）と呼ぶ

足関節X線正面像

0372 アキレス腱が切れていても足関節は底屈できる。

▶ 下腿三頭筋が機能していなくても足底筋があるので底屈できてしまう。

0373 寝たきり（外傷後の若い人含む）の患者さんの下肢の肢位に注意。

▶ 外旋による腓骨頭の圧迫で総腓骨神経麻痺が生じる。医原性の麻痺。肢位で予防できる。

0374 総腓骨神経麻痺の症状は？

▶ 足関節と足趾の背屈ができなくなり、drop footでつまずくようになる。足部の感覚障害も生じる（第5趾を除く）。

0375 腓骨神経という神経は存在しない。

▶ 総腓骨神経が正式。坐骨神経が脛骨神経と総腓骨神経に分かれる。総腓骨神経は浅と深腓骨神経に分かれる。

0376 踵骨骨折疑い。X線写真を撮ったが骨折があるかどうか自信がない。

▶ Bohler角を測ること。角度が潰れていれば骨折があるということ。正常は20〜40°。

● Bohler角

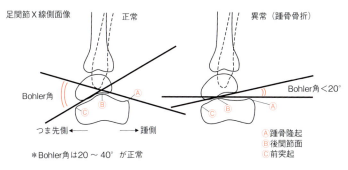

＊Bohler角は20〜40°が正常

Ⓐ踵骨隆起
Ⓑ後関節面
Ⓒ前突起

0377 踵骨が折れていたら腰椎と頭頸部を診察。

▶ 足で着地してまず踵が骨折。その後に尻餅ついて腰部圧迫骨折。倒れて後頭部打撲。

●脊椎・体幹

0378 頸椎X線写真はABCDを確認。

▶ Alignment（アライメント）、Bone（骨）、Cartilage（軟骨）、Distance of soft tissue（軟部組織間の距離）。

●頸椎ABCD

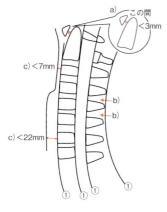

頸椎側面が基本である。
側面ではまずC1からC7/T1までが見えていること。
① A：Alignment
　4つのライン4つのカーブが滑らかかどうかを
　チェック（棘突起を結ぶ線は、C1は含めない）
② B：Bone 骨
　骨を1つずつ輪郭を追う（椎体、棘突起、横突起、
　pedicle、lamina）
③ C：Cartilage 軟骨
　椎間板、椎間関節の距離をチェック
④ D：Distance of soft tissue 軟部組織間の距離
　a) 環椎と歯突起前面間距離
　　Atlanto-Axial distance
　　正常：成人≦3mm　小児：≦5mm
　　環椎軸椎亜脱臼/脱臼（横靱帯損傷）
　b) 棘突起間の開き
　c) 椎体前縁と軟部組織の間の距離
　　正常：C2～4レベルで：成人/小児≦7mm
　　　　　C6レベルで：成人≦22mm、小児≦14mm

> 軟部組織の距離の覚え方（大人）：Dr 林の頸椎ルール
> 上からA-A→C3-C6　　3×7=22（21）mm
> やや無理があるが、答えは22と計算間違いして覚える。

＊寺沢秀一, 他：研修医当直御法度 第6版. 三輪書店, 2016, p200.

0379 鎖骨より上の外傷では頸椎損傷の可能性を考えること。

▶ 頭部打撲でも頸椎を診察すること。特に正確な所見がとれない場合は全例で頸椎CT（もしくはX線写真）を撮る。

0380 正確な所見がとれない場合、とは？

▶意識障害（頭部外傷、アルコール、薬物など）、注意をそらすような他部位の激痛を伴う外傷時、高齢者、乳幼児、精神疾患など。

＊日本外傷学会：外傷初期診療ガイドライン．改訂第4版．へるす出版，2012，p145-63

0381 脊損の患者へのステロイド（メチルプレドニゾロン）は今は推奨されない。効果が不確実なのと副作用やリスクがその理由。

▶当時のレシピは一応知っておくこと。使用時は30mg/kgを静注。その後、5.4mg/kg/hを23時間で投与。ものすごい量のステロイド。

＊Hansebout RR, et al：Acute traumatic spinal cord injury. In：UpToDate, Post TW（Ed), UpToDate, Waltham, MA. (Accessed on April 14, 2016.)

0382 中心性脊髄損傷という病態を知っておこう。

▶両上肢のしびれ、脱力があるときは注意。状況に応じて頸椎MRIを。

0383 頸椎捻挫の評価の際、ERでのJackson testやSpurling testは必須？

▶痛みを誘発して増悪させてしまう恐れがある。評価が不十分な救急外来において、他動的に首を動かす検査はあまりお勧めできない。

0384 頸椎カラーを外すのは簡単でもあり、難しくもある。

▶つけてきた頸椎カラーを除去するのは簡単。マジックテープを剥がすだけだから。問題は「外してよい」と判断することが難しい。

0385 頸椎カラーを外してよいかは、正確な所見がとれるか否かで異なる。

▶正確な所見がとれない場合は基本的に頸椎カラーを継続。正確な所見がとれ、自覚症状、他覚所見、受傷機転が問題なく、頸椎運動時痛がなければ除去を検討できる。詳しくは参考文献参照。

*山本基佳, 著. 許勝栄, 編著：これ一冊で小外科、完全攻略. 日本医事新報社, 2014, p97-102.

0386 腰椎の横突起骨折を見逃すな。

▶CTがわかりやすい。X線写真でも見えることがある。機能的、生命予後的には問題ないが体動時痛がとても強い。

0387 しつこいが、腰椎・骨盤部のX線・CT撮影をしたら必ず横突起を見よう。

▶横突起骨折は見逃されやすい。命には関わらないが見逃すと患者も医者もとても痛い骨折。

0388 腰椎には実は横突起という解剖はない。横突起に見えるのは肋骨突起という。真の横突起は腰椎では乳様突起という。

▶でも「肋骨突起骨折です」なんて言っても誰にも通じない。症例提示のときは「腰椎の横突起骨折です」と言おう。それが大人というもの。

*金子丑之助, 他：日本人体解剖学（上巻）（下巻）. 改訂19版. 南山堂, 1999.

0389 圧迫骨折を疑ったときは、痛いところが「腰椎」でもX線写真は「胸腰椎移行部」で撮影するように。

▶好発部位を中心に撮影せよ。「腰椎」に圧迫骨折があって、「下位胸椎」にももう1つ見つかることはざら。

0390 胸腰椎X線写真で圧迫骨折があっても、それが今回の腰痛の原因かはわからない。

▶ 陳旧性圧迫骨折かもしれない。X線写真1枚ではそれが新しい外傷かどうかは不明。

0391 圧迫骨折の新旧を判断する方法は主に3つ。

▶ ①MRIのSTIRで高信号を見る方法。②過去のX線写真と比較して新規病変の有無を見る方法。③慣れた臨床医の診察。

0392 肋骨骨折でX線写真をオーダー。撮ってみたものの、見たかったところがうつっていない…。

▶ オーダーの仕方が悪い。どこを中心に見たいのか技師にわかるようにオーダーを。見たいところにマーキング(テープを貼るなど)をして伝えたり、直接撮影室へ行ったりすればよい。

0393 肋骨骨折疑いでX線撮影。写真ができた。この横の矢印、なに?

▶ 気の利いた技師さんは患者さんの痛いところ(X線で見たかったところ)に合わせて矢印を入れてくれる。できる研修医は自分から矢印を入れてもらうように指示しておくこと。

0394 肩甲骨骨折を見つけたら必ず全身をチェック。特に直下の胸部臓器を確認。

▶ 肩甲骨が折れるほどの衝撃があったということ。肩甲骨骨折自体は緊急性はなく手術適応になることも少ない。まずは内臓の無事を確認。

表現が難しい解剖学的部位（解答編）

・上唇の裏のスジ→上唇小帯

転倒して顔を打った小児がよくここを切って受診します。数分で自然止血され、ERを受診する頃には既に血は止まっていることが多いです。ERでは縫合などの特別な処置は必要ありません。付き添いのお母さんはパニック状態のことが多いです。歯並びなどの治療では小帯をあえて切ることもあるくらいですので、切れても大きな問題となる部位ではないことをお話しして、安心させてあげてください。心配であれば後日歯科口腔外科へ紹介を。

・唇の赤いところと白いところ→赤唇・白唇

赤いところを赤唇、まわりの白いところを白唇といいます。

・いわゆるほうれい線→鼻唇溝

顔面神経麻痺ではこのしわが浅くなります。

・鼻と口の間の溝→人中

人相占いでも出てきそうな単語。

・耳の前の突起→耳珠

耳の名称は難しい。

・目頭→内眼角

目頭が内眼角、眼尻が外眼角です。

・DIP関節とPIP関節の間の指部分→中節部

指の名称は覚えておいたほうがよいでしょう。手を怪我して受診する人は多く、圧痛や傷の部位をプレゼンする機会が多いからです。まず基本として、骨と関節の名前を覚えること。関節は遠位から近位の順で

DIP関節、PIP関節、MP関節。指の骨は末梢から、末節骨、中節骨、基節骨。あとは「骨」を「部」に変えるだけで、解剖学的名称に変わります。これからは「示指のあの部分に1cmの傷があって……」なんて困ることなく、「示指の中節部掌側に1cmの傷があります」とびしっと言えます。

●指の骨と関節（右手）

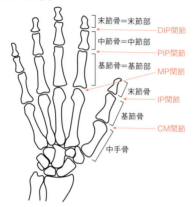

・**弁慶の泣き所→前脛骨部**

この部位の傷は意外と治りにくいことで有名です。適切な処置とフォローアップを。

Chapter 13
傷の治療

●処置一般

0395 傷の治療の2大原則は、傷を「乾かさないこと」と「消毒しないこと」。

▶湿潤治療は一般的になった。

＊http://www.wound-treatment.jp/（新しい創傷治療のホームページ）

0396 もうずっと前から常識的に行われているが、「創の洗浄では水道水は安全で効率的」と教科書にも載るようになった。

▶考えればわかること。日本の水道水は特に優秀。これが原因で化膿するはずがない。

＊Cline DM, et al：Tintinalli's Emergency Medicine Manual 7版. McGraw-Hill Professional, 2012, p72.

0397 生理食塩水で洗浄しなくても大丈夫？

▶だから大丈夫。水道水と生食では感染率は変わらない。

＊Laurens MB：Emerg Med Clin North Am. 2013；31（3）：875-94.

0398 ポビドンヨードや過酸化水素による洗浄に利点はない。

▶これも教科書に載るようになった。同じく当たり前のこと。創に対する消毒が治癒を遅らせることはもはや常識。

＊Cline DM, et al：Tintinalli's Emergency Medicine Manual 7版. McGraw-Hill Professional, 2012, p72.

0399 創に対する救急外来での抗菌薬予防投与が創感染を減らすというエビデンスはない。

▶ただし咬傷などのハイリスク患者では考慮。そうでなければ

必要なし。

*Cline DM, et al：Tintinalli's Emergency Medicine Manual 7版. McGraw-Hill Professional, 2012, p72.

0400 創の感染予防目的で抗菌薬を処方する場合、経口？それとも点滴静注？

▶ その抗菌薬が消化管からの吸収と利用率がよく（これをバイオアベイラビリティがよいという）、スペクトラムが十分であれば経口抗菌薬は点滴と同等の可能性がある。

*Cline DM, et al：Tintinalli's Emergency Medicine Manual 7版. McGraw-Hill Professional, 2012, p72.

0401 一方、創部感染が重症化することは確かにあるので、抗菌薬予防投与を頑なに嫌がらなくてもよい。

▶ ケースバイケースで個々の症例を検討して決めるべき。まああらゆる治療でそうなのであるが。

*Laurens MB：Emerg Med Clin North Am. 2013；31（3）：875-94.

0402 口唇周囲のその傷。貫通はしていない？ 唇をめくって、内側にも傷があれば、貫通している可能性を考慮。

▶ 自己咬創扱いになるのでへたに縫合をして（死腔を残して）感染するのが心配。縫合をどうするかはそのときの上級医と相談。中（唇の裏側）を縫う場合と縫わない場合がある。外（皮膚側）だけの縫合でもうまくいくことも多い。

0403 創処置は自分では思いもよらない方法でうまくいったり、逆にトラブルになることがある。処置前後に上級医に見せること。

▶ 縫合と思っていた傷がテーピングだけでOKだったり、実は専門科コンサルトが必要な傷だったり（鼻涙管損傷など）、

そういうこともある。

0404 創処置時は常にガーゼを準備。
▶創処置時にガーゼは手元にあったほうがよい。抜糸時などにも必須。これは、不意な出血に備えて。

0405 滲出液が多い傷の被覆はどうするか。
▶吸収性の高い被覆材を使う、被覆材を頻回に交換する、もしくは被覆材の上に厚めに吸収剤（ガーゼやおむつ）をあてるなどで対応する。過湿潤にならないようにすればよい。

0406 植物片はできるだけ取るように。異物の中でも感染の温床となりやすい。
▶木片やとげはちぎれてしまうこともあるができるだけ取るようにする。

0407 抗菌薬含有軟膏（ゲンタシン®軟膏など）を塗れば創部感染しないと思っていませんよね？
▶抗菌薬含有軟膏をちょっと塗ったくらいで創部感染が防げるのであれば苦労はない。外科術後にだって塗ってはいないはず。どちらかというと、乾燥防止（湿潤環境に保つ）目的で使うことのほうが多い（が、この目的であればワセリンでよい）。塗るのはよいが、その軟膏を何のために塗っているのか、自問すること。

0408 創処置時は患者を寝かせる。
▶坐位で創処置をすると、いわゆる迷走神経反射で、血の気がひいて倒れてしまう人がいる。

0409 でも小児は寝かさないこともある。
▶お母さんの膝の上のほうが安心できる。泣かせないで済む。

●縫合・テーピング（皮膚接合用テープによる固定）

0410　縫合をできるようになるためには、あらかじめ練習すること。
　▶縫合の練習を満足にしないまま、ぶっつけ本番で患者さんを縫合しないように。

0411　傷は創縁内反させて縫合すると、うまくつかない。抜糸時に離開する。
　▶内反させないように、傷がうまくつくように縫合すること（言うはやすし）。

0412　マットレス縫合はすごい。
　▶強制外反できるので傷の内反を予防できる。でも次の理由で多用しないこと。

0413　マットレス縫合はやばい。
　▶内反を予防できる反面、suture markが必発（漫画で書くフランケンシュタインみたいなこんな顔の傷 ─┼┼┼┼┼┼┼─ ）。顔面では禁忌と考えよ。

0414　縫合のメリットはテープよりも固定が確実（剥がれない）。死腔を減らせる。早期から水に濡らせる（状況によるが、少なくても水で剥がれることはない）。
　▶デメリットは痛いこと（局所麻酔をするにしても）、抜糸が必要なこと。

0415　テーピングのメリットは痛みがないこと。貼るだけでよいこと（圧迫固定は併用したほうがよい）。一般に恐怖心が少ないこと。
　▶デメリットは、縫合と違ってテープは剥がれることがある。つまり固定性に劣ったり、濡らすことができなかったりす

る。死腔もできやすい。毛髪部、発汗部には貼れない。

0416 出血が少なく、濡らさないのであれば、圧迫固定を併用したテーピングはよい治療。

▶圧迫固定をすることで死腔をつぶせるため。けっこうな傷でもテーピング固定でうまくいくようだ。小児ではよい適応と思う。

0417 再出血のリスクが高ければ縫合したほうがよい。

▶確実性は縫合が勝る。

0418 テーピングでも縫合でも、抜糸（テープ除去）後に傷が開くことがある。

▶あらかじめ説明しておくこと。傷は開いても肉芽が上がり、上皮化して収縮する。通院期間はやや延びる。

0419 創の収縮はすごい。

▶傷は治る過程で収縮して治っていく。開いていた傷でも線状になったりする。

0420 エチロン糸の抜糸（細かい縫合の抜糸）はクーパーで行わない。小剪刀で行う。

▶糸の結び目の隙間に尖端を滑り込ませなければいけないことがある。クーパーでは刃先が大きすぎる。

0421 「次回抜糸します」は注意。「経過がよければ」と一言添えること。

▶次回の診察の結果、抜糸できないこともある。抜糸するつもりで来院したのに抜糸されないとクレームになることがある。

0422 **抜糸。糸を切って、引っ張って抜く。引っ張る方向に注意。**

▶「引っ張って傷が開かないような方向」に、引っ張って抜く。

●抜糸の糸の抜き方

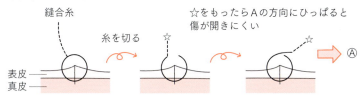

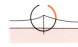

なお、抜糸時に
「— の部分が傷の中を通ると菌が入り感染する」
というのは迷信なので気にしなくてよい

0423 **テーピング除去。テープを剥がして除去する。剥がす方向に注意。**

▶「ベリッ」と剥がしてそのまま傷が開かないように、手を添えたり、あらかじめ両端を剥がしておいてから、傷部分のテープを傷と水平方向に剥がす。

0424 **皮膚接合用テープ（ロイコストリップ®など）で閉じた傷には軟膏はいらない。**

▶軟膏を塗ってからだとテープがつかないし、テープの上から塗ると浸軟してテープが剥がれてしまわないだろうか。考えればわかる。

● テープの剥がし方

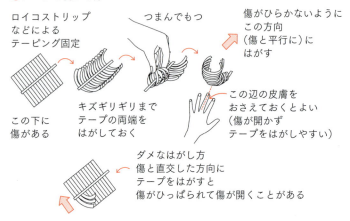

● 熱傷

0425 水疱膜をどうするか。

▶破る派と破らない派とあるようだ。筆者は基本的に破る派。

0426 破らないのはなぜ?

▶破らずにおいて、水疱膜下を湿潤かつ滅菌に保ち、自己治療を図ろうというもの。

0427 破るのはなぜ?

▶感染の防止のため。破るだけでなく、感染源とならないように水疱膜（死んでいる皮膚＝異物）を除去する。筆者は破けていない水疱膜の直下に膿汁が形成されているのを見たことがある。外と交通していなくても感染することがあるようだ。

0428 水疱は破くことで、痛みが増すことがある。

▶傷が乾くためと思われる。筆者は、小さい水疱（米粒から小豆大くらい）はそのままに、それ以上のものや緊満している

ものは破くようにしている。破いた後は感染源にならないように水疱膜（死んでいる皮膚）は除去する。

0429 大きい水疱は破れないように指導しても、結局破れてしまう。

▶ぶよぶよの破れやすい水風船を体につけながら生活したって、そのうち破れてしまう。

0430 低温熱傷は難治性。湿潤治療をもってしても治療に数カ月かかることがざら。

▶寒い季節になると、湯たんぽやカイロによる低温熱傷が増える。普通の熱傷ではない。必ずフォローアップをすること。

●創感染についての考え

0431 菌がいるだけでは感染とは言わない。

▶それは定着という。熱と痛みを伴う発赤と腫脹があってこその感染（いわゆる感染の4徴）。

0432 （たまにはクイズ形式）傷が感染している？　抗菌薬を使ったがよくならない。何を考えてどう対応する？ 解答は5つ。完答できる？

▶まずは1つ目。抗菌薬が届いていない可能性。膿瘍形成などではドレナージが必要。
解答2つ目。抗菌薬が効いていない可能性。スペクトラムの違い。耐性があるということ。
解答3つ目。抗菌薬が足りていない可能性。量が少なく有効域に達していないのかも。
解答4つ目。普通は感染源として考えない起炎菌がないか注意。淡水での受傷、海水での受傷、珍しい動物による咬傷など。
解答5つ目。痛くて腫れていればすべて感染と考えていませ

んか。実は血腫だった可能性もある。この場合は血腫の除去が必要。抗菌薬ではよくならない。

0433 蜂窩織炎のような皮膚の発赤をみたら（場所にもよるが）境界にマジックで軽く点をうってマーキングしておくとよい。

▶ 翌日のフォロー時に発赤が広がっているかどうかがわかる。写真でもよい。

0434 マーキングは書きすぎてはいけない。

▶ 人の体にいたずらに落書きするものではないので、場所を選ぶこと。また、軽く点で囲うくらいにしておくこと。

●局所麻酔

0435 指ブロックは覚えておくと便利。

▶ まさか不必要に痛い針を4回も刺していないですよね。

*夏井睦：ドクター夏井の外傷治療「裏」マニュアル－すぐに役立つHints&Tips. 三輪書店, 2007, p93-7.

0436 キシロカイン®にメイロン®を混ぜるとキシロカイン注入痛が減る。

▶ 黄金比はキシロカイン：メイロン＝9〜10：1。この場合のメイロンに保険適用はないので研修医は独断では行わないこと。筆者が自分で経験した感じだと、キシロカインのしみるようなあの痛みが減る。

0437 「指ブロックにアドレナリン含有リドカイン禁忌」の件は特に危険ではない。

▶ 特に危険性はない（が、あえてする必要もない）。気にする人もいるので施行時は上級医の許可を得てからすること。また、末梢循環障害がある人には避けること。

*Cline DM, et al：Tintinalli's Emergency Medicine Manual 7版. McGraw-Hill Professional, 2012, p70.

● 特殊処置

0438 爪下血腫は痛いので、血腫除去をできるようになること。18G針でぐりぐりやる（熱したゼムクリップで穴を開ける方法は意外と難しい）。

▶ でも穴が小さいと塞がって再発することがある。1〜2mm四方にしっかり切って開爪してもよい。

0439 爪下血腫の血腫除去時に局所麻酔は必要？

▶ 理論的には局所麻酔はしなくてもいけるが、してあげたほうがベター。

0440 釣り針の取り方をマスターすること。

▶ 貫通法と糸引き抜き法を知っておけばよい。糸引き抜き法がオススメ。

● 釣り針の抜き方（貫通法と糸引き抜き法）

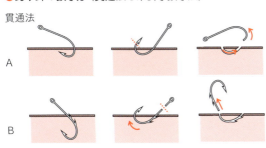

糸引き抜き法

ベンドに太い糸をひと巻きし、小さく切った粘着テープでループを作る。

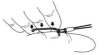
ベンドが隠れるくらい、シャンクの全長をカバーするつもりで押さえる。

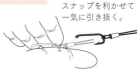
スナップを利かせて一気に引き抜く。

引き抜く方向の反対に向けて、針が刺さった所の周辺の皮膚を引っ張っておく。

＊許勝栄，編著：これ一冊で 小外科、完全攻略．日本医事新報社，2014，p239-43．

0441 糸引き抜き法を行う場合はあらかじめ練習しておくこと。

▶簡単な方法だがちょっとコツがいるので、練習してから実演したほうがよい。練習でマスターしたもののみが実演を。

0442 糸引き抜き法では、抜けた釣り針が眼に入らないように気をつけること。

▶ほかにも実際は血液が多少飛んだりする。最低限の感染予防と他者への二次被害の拡大は気をつける。

0443 貫通法が悪いわけではない。

▶たとえば眼瞼のように可動性が大きいところには、テンションをかけることができないので糸引き抜き法はお勧めできない。

0444 長いものが刺さった人は要注意。その刺創、どこまで達してる？

▶割り箸や歯ブラシとか朝顔のつる巻きの棒とかによる怪我を診るときは怖い。先端や創内異物も確認。

0445 創内異物は取りにいかないこともある。

▶深いところ、アプローチが難しいところで、感染などを起こす可能性が低そうな異物は、取らないこともある（取るデメリットのほうが大きいため）。初診時に「必ず取りますからね」と安易に患者に約束しないこと。

●破傷風

0446 破傷風は発症例は少ないが、発症すると致命的。特に成人での予防が重要。

▶ちょっとした外傷で受診したときを破傷風トキソイド接種のきっかけとしてほぼ全例接種している病院もあるようだ。

0447 破傷風について語れるように。語れると予防接種を勧めるときの説得力が増す。

▶日本では年間50〜100例程度、ただしかかると致死率数十％などなど。

0448 破傷風は「動物咬傷」とか「錆びた釘を踏み抜いた」のような汚染創だけで起こるわけではない。

▶「ドアに指を挟んだ」とか「バラのとげが刺さった」とかたいした傷でなくても起こる。ただこういう傷の人、全例に破傷風トキソイドを接種するかどうかは意見が分かれるかもしれない。

0449 破傷風トキソイドは予防接種。テタノブリン®は免疫グロブリン（血液製剤）。

▶後者は血液製剤なので前者よりもやや敷居が高い。血液製剤使用時は上級医に相談すること。

0450 小児期に接種する三種（四種）混合には破傷風が入っているが大人になると効果がきれる。

▶外傷後の破傷風トキソイド接種のときの知識として持っておくこと。

0451 予防接種には定期接種、任意接種があるが、定期接種でも義務ではない。受けない人もいる。
▶ 三種（四種）混合の予防接種を受けないがために、とある手術前に破傷風の可能性を説明されていた人を見たことがある。

コラム AにするかBにするか方針に迷ったら

「AにするかBにするか、迷ったら面倒なほう、より手間がかかるほうを最初に選択しておくと、後で困らないことが多いよ」

私が初期研修中、指導医だったある先生から教えてもらった言葉です。今でも判断に困ったときにこの言葉に助けられています。この先生からは「専門分野」に関することはもちろん、「論理的にものを考えることの重要性」から「泣かせずに子供を診るコツ」まで、本当に数多くの大切なことを教えてもらいました。本書でもいくつか紹介させていただいています。

さて、「面倒なほう、手間がかかるほうを選択」とはどういうことでしょうか。たとえば、傷の縫合をしていて、ドレーンを入れるべきかどうか迷ったとします。「ドレーンを入れなければいけない明確な理由はないけれども、ドレーンがないと後で血腫や感染で悩まされそうな気もする。……どうしよう？」。そんな時に先ほどの言葉に従います。つまりここでは、

A ドレーンを入れずにそのまま創閉鎖：ドレーンを入れないので手間がかからない
B ドレーンを入れてから創閉鎖：ドレーンを入れる分だけ手間がかかる

と考え、面倒なほう、つまりBのドレーンを入れたほうがよい、と判断します。実際、ドレーンを入れたために起こる大きな合併症は初期にはありません。Aを選択した場合とBを選択した場合と、1人の患者さ

んで比較することはできないので、本当のところはわからないのかもしれません。でもこの言葉に従って選択をすると、不思議と後で大失敗していることが少ないです。

ドレーンの例のほかにも、
・骨折しているかどうか微妙で外固定をするかどうか悩んだ場合
・抗菌薬開始前に血液培養を提出しておくかどうか迷った場合
・後日フォローアップが必要かどうか迷った場合

など、様々なところで応用が利きます。

もちろん何でもかんでも当てはめることはできませんので、まずは自分なりに考えて方針を立ててみて、それで迷った場合の最後の決断に使ってみてはどうでしょうか。

3

その他の
診療科

- ⑭ アレルギー科
- ⑮ 産婦人科
- ⑯ 小児科
- ⑰ 眼科
- ⑱ 耳鼻咽喉科
- ⑲ 泌尿器科
- ⑳ 皮膚科
- ㉑ 歯科口腔外科
- ㉒ 精神神経科
- ㉓ 画像診断
- ㉔ 環境障害
- ㉕ 麻酔
- ㉖ 気道
- ㉗ 意識障害
- ㉘ 薬物
- ㉙ 輸血
- ㉚ 救急
- ㉛ 中毒

Chapter 14
アレルギー科

● 病歴・問診

0452 **皮膚症状に乏しく胃腸症状が主症状であるアナフィラキシー患者がいる。**
▶下痢、腹痛、嘔気で何でも胃腸炎だと思い込まないように。

0453 **アレルギーのことを聞くときには、根掘り葉掘り詳しく聞くこと。**
▶何に対していつごろどうなったのか。アナフィラキシーの有無がわからなければ、意識消失や呼吸困難があったのか、点滴や入院加療を要したのか、具体的なアレルゲンはわかっているのかなどを聞く。

0454 **「キウイにアレルギーがある」と言う患者。処置時にラテックスのゴム手袋を使っていないですよね？**
▶ラテックスフルーツにアレルギーがある人はラテックス（ゴム）で感作されることがある。つまり使える医療器具が限られる（手袋とか管類とか）。

0455 **どれがラテックスフルーツかを知っておこう。**
▶モモ、キウイ、マンゴー、アボカド、バナナなどたくさんある。1つの果実でアレルギーが出るからといってほか全部で出るわけではないし、ラテックスが大丈夫な人もいるが、注意。

0456 **患者さんの言う「牛乳アレルギーなんです」には注意。**
▶本当のアレルギーのほか、乳糖不耐症なだけだったり、中には牛乳嫌いなだけ、という人もいる。

0457 「サバで蕁麻疹が出たことがあります」という人はけっこういる。でも本当にサバアレルギー？

▶アレルギーではなく中毒の可能性がある。コラム「アレルギー①」、「アレルギー②—サバアレルギー」を参照。

0458 患者さん「ピリン系で具合が悪くなったことがあるんです」…さて、出してはいけない薬は？

▶代表的なピリン系の薬はスルピリン（メチロン®）。なお、アスピリンはピリン系ではありません。

＊村川裕二：循環器治療薬ファイル.2版. メディカルサイエンスインターナショナル, 2012, p315.

0459 ペニシリン系でアレルギーが出る人の数％から10％程度はセフェム系でもアレルギーが出る。

▶無視はできない数字。

＊ Gruchalla RS, et al：N Engl J Med. 2006；354 (6)：601-9.

0460 ペニシリンアレルギーの人にはどの抗菌薬を出しますか？

▶ペニシリンとカバーする菌種が似ているマクロライドはお勧め。またこういうときのためのキノロンなんかもある。もちろんどの抗菌薬を処方するかは対象となる感染症、起因菌、対象臓器などにより異なる、というのは言うまでもない。

＊岩田健太郎, 他：抗菌薬の考え方、使い方Ver.3. 中外医学社. 2012, p261-303.

0461 主訴「蕁麻疹」の人。発熱があったらおかしいと思うこと。

▶嘘のようだが麻疹や風疹の患者が「蕁麻疹」として受診することがある。

コラム アレルギー①

　筆者はカニが大好物です。ボイルしてもおいしい、表面だけさっと茹でてもおいしい、身だけでなくカニ味噌もおいしい、殻だってしゃぶりたくなるくらいおいしい。カニと聞いたら頭に最初に浮かぶのはいつも「かに道楽」の大きな看板です（入ったことはほとんどないくせに、イメージだけははっきりしています）。とにかくカニが大好物なのです。しかし、実は筆者には大きな問題があります。

　筆者はどうやらカニ汁アレルギーのようです。カニの身や味噌では何ともないですし、検査で調べたことはありません。しかしカニ汁を飲むとほぼ決まって喉がかゆくなるので「カニ汁アレルギー」であるのは間違いないのでしょう。

　「医学的」見地からは、「喉頭掻痒感は気道閉塞症状の前兆」である可能性があり、「アレルゲンの疑いがある食品の摂取は最大限避けるべき」であり、「万が一、億が一、摂取した場合は、アナフィラキシーショックが誘発される危険性が高い」のであります。しかし「個人的」見地からは、「死ぬのはイヤだけど、ちょっと喉がかゆくなるくらいならいいかな」とか、「検査で調べたことがないんだからアレルギーではないかもしれない」とか、「カニの身やカニ味噌ではアレルギーはでない。カニ汁だけででる。ということは、アレルゲンはカニのほうではなく汁のほうだ！」などとエピペン®も持っていないくせに妙に強気で、救急医として不届千万な考えが浮かんでしまうのであります。でも最終的には、「これでもしアナフィラキシーで自分の病院に救急搬送されたら、スタッフに合わせる顔がないな……」と「他人的」見地を考えてしまい、結局カニ汁を断念してしまうことが多いのです。

　食物アレルギーは残酷です。食べたいものも食べさせてくれません。カニなんて滅多に食べられるものではないのでだいいですが、ありふれている一般食品のアレルギーは無慈悲です。本書はERの本にしてはアレルギーの項目がやや多いと思いますが、こうした筆者の想いが現れているからかもしれません。「食べたいものを食べられるようにしてあ

げたい」。そうした願いから生まれた（ちょっと大げさですけど）、次の「サバアレルギー」についてのコラムを続けて読んでいただきたいと思います。

コラム　アレルギー②――サバアレルギー

　サバアレルギーと言われたことのあるあなた。もう二度とサバが食べられないと思っているあなた。もしあなたがそれまでサバでアレルギーを起こしたことがなく、他の魚を食べてもなんともなかったと言うのであれば、そんな読者の皆様の「多くは」もしかしたらサバアレルギーではないかもしれません。そうです。「多くは」サバをまた食べられるようになるかもしれないのです。

　サバアレルギーと思っている人の「多くは」実はサバアレルギーではありません。その「多くは」アレルギーではなく、ヒスタミン中毒なのです。

　ヒスタミン中毒とはなんでしょうか。サバの魚肉中にはヒスチジンというアミノ酸が存在しています。サバが室温で数時間放置されると、このヒスチジンはバクテリアによりヒスタミンに変わります。ヒスタミンはご存じの通りアレルギー物質そのもので、体内に取り込まれるとかゆみや蕁麻疹を引き起こします。もし食卓に並んだサバの中のヒスチジンが既にヒスタミンに変わってしまっていたとすると、それ（ヒスタミン）を食べた人は自分のアレルギー体質の有無にかかわらず、みんなアレルギー症状を起こしてしまいます。これをヒスタミン中毒と呼びます。サバアレルギーと言われている人の「多くは」この中毒の可能性があるわけです。

　これは確かにアレルギー症状を起こしますが、真のアレルギー（アレルゲンにより抗原抗体反応を引き起こして体内でヒスタミンが遊離されるもの）ではありません。一定量を食べれば誰でも症状を起こすため、厳密に言えば中毒に分類されるのです。

　バクテリアが関与するということは、サバが古かったり、料理の方法がいけなかったりしたのでしょうか。これは必ずしもそうとは言えませ

ん。比較的短期間でも室温に保存されるとヒスタミンが生成されてしまうと言われています。また、一度生成されたヒスタミンは加熱しても分解されません。サバはもともと海にいて水揚げされるわけですが、「水揚げ→解体・加工→冷蔵・冷凍→輸送→店舗販売→自宅保存→調理→食事」の過程のいずれでもヒスタミンが生成される恐れがあるため、原因の同定はなかなか難しいのです。

　また、同じサバを食べた人でも症状がでる人とでない人がいる場合があります。これはなぜでしょう。理由は、サバの中でもヒスチジンが多い部分と少ない部分があり、その差であると考えられています。

　ここまで書けばわかりましたね。つまり「多くの」サバアレルギーの人は、実は真のサバアレルギーではなく、ただのヒスタミン中毒だった可能性があるということです。アレルギーではなく中毒にすぎないのなら、次にサバを食べるときにヒスタミンの少ないサバ、新鮮と思われるサバであれば、「多くは」アレルギー症状がでる可能性は低いと考えられます。つまり、もう一度サバを食べられるかもしれないのです。

　さてこれまで、サバアレルギーの「多くは」大丈夫だろうと述べてきました。残念ながら「多くは」ということは、「全員は」という意味ではありません。ヒスタミン中毒ではない人もいるのです。これには主に2タイプあります。1つはサバの寄生虫であるアニサキスにアレルギーのある人、もう1つは真のサバアレルギーの人です。

　前者の場合はアニサキスに気をつければサバを食べられるかもしれません。後者の場合は真のサバアレルギーなので、残念ながらサバを食べるとサバ肉中のヒスタミン含有量に関係なく、抗原抗体反応を起こしてアレルギーを起こしてしまいます。中毒ではなく本当にアレルギーなのです。ただ真のサバアレルギーの場合は、サバだけにアレルギーを持っているということは稀で、複数の魚にアレルギーを持っていることが多いようです。魚肉には魚の主要アレルゲンであるパルブアルブミンが含まれており、これにアレルギーがあると、サバでもその他の魚でも真のアレルギーが起きてしまいます。「サバを食べたい。でも自分が真のアレルギーか、ヒスタミン中毒かわからない」という人は、アレルギー科や皮膚科などで一度検査をして調べたほうがいいでしょう。

さて、読者のみなさんの中には、サバのほかに、マグロ、カツオ、サンマ、カジキ、ハム、チェダーチーズ、ドライミルクなどでアレルギーの疑いがある方はいませんか。世の中にはサバのほかにも、ヒスチジンが多く含まれている食物が存在します。今挙げた食品はヒスチジンが多く含まれているもの達です。つまり、これらの食品のアレルギーの人の中にも、真のアレルギーではなく「ヒスタミン中毒」にすぎなかった人がいると思います。またこれらの食品を安全に食べられるようになるといいですね。

筆者としては、「食べられなくなったものは食べられるようになってほしい」ですが、「真のアレルギーにより重篤なアナフィラキシーを起こしてしまうのも困る」という気持ちです。アレルギー、特にアナフィラキシーはとても怖い病気です。少しでも真のアレルギーの疑いがあるようでしたら、まずは検査をして調べることをお勧めします。十分な検査をする前に可能性のある食物を摂取するのは原則厳禁ですのでお気をつけください。

*近藤 康人：Visual Dermatology. 2008：7（3）；271-273.
*林 寛之：ステップビヨンドレジデント3 外傷・外科診療のツボ編. 羊土社, 2006, p163.

●治療

0462 まず知っておくべきERでのアレルギー治療は3つ＋α。

▶軽症にはH_1ブロッカー、中等症にはステロイド、重症にアドレナリン、の3つ。＋αは軟膏。どこか喘息治療に似ている（H_1ブロッカーと軟膏以外）。

0463 車でひとりで来ている患者さんに抗ヒスタミン薬を点滴してそのまま帰宅させないこと。

▶帰りに眠気で居眠り運転されると大変。あらかじめ帰宅手段を確認。

0464 **蕁麻疹の人に点滴する場合は「治ればOK、治らない場合も内服薬を処方するので自宅で様子をみましょう」とあらかじめ言っておく。**

> ▶ 点滴後にあまりよくならなかったけど入院するほどではない、というようなときにスムーズに帰宅方針にできる。無理して帰す必要はないが、帰れる人をいつまでも帰さない必要もない。コラム「帰宅してもらう場合のコツ―布石を打っておく」を参照。

0465 **救急外来でステロイドを処方するときの注意。**

> ▶ 蕁麻疹や喘息などでのステロイド処方。短期間（3日程度）であれば副腎不全の発生はない。投与が長引くときはテイパリング（漸減させる方法）の検討が必要。

*Fanta CH：Treatment of acute exacerbations of asthma in adults. In：UpToDate, Post TW（Ed）, UpToDate, Waltham, MA.（Accessed on April 19, 2016.）

0466 **ステロイドは1日1回内服するとしたら、夕ではなく朝に飲んでもらう。**

> ▶ 日内変動の関係で普通は夕よりも朝に多くなるよう投与する。ただし病気によっては等量投与や間欠的投与をすることもある。

*矢野三郎監修：ステロイド薬の選び方と使い方. 南江堂. 1999, p31-8.

コラム 帰宅してもらう場合のコツ―布石を打っておく

　救急外来に限ったことではないと思いますが、何か処置を行うときには処置に関する説明だけでなく、その処置の後のことも前もってしっかり話しておいたほうがよいでしょう。こんな経験はないでしょうか。

　「軽症の蕁麻疹の人にベッドで抗ヒスタミン薬の点滴をした。点滴後に帰宅してもらおうと思っていた。点滴が終わり、多少よくなったよう

にもみえたが、皮疹や掻痒感は完全には消えなかった。アナフィラキシーと呼べるほどの重症ではないので入院や追加の点滴が必要なほどではなかったが、思ったよりもよくならず、患者を帰すに帰せなくなってしまった。かといって、そのままベッドで休んでもらうには救急外来が混みすぎていた。後ろから次の点滴患者のベッドを探している看護師のプレッシャーをひしひしと感じることになった。」

　救急外来のような数多くの患者さんが次から次に受診するタイプの外来の場合、軽症の患者さんにあまり多くの時間をかけることはできません。なぜなら、そのせいで時間をかけるべき他の重症患者さんの対応ができなくなってしまうからです。本当はすべての患者さんに十分に時間をかけて100％の医療を行いたいのですが、どうしても時間や場所、人手などの医療資源が限られてしまうため、それが難しい場合があるのです。

　軽症や帰宅可能と判断された患者さん、病院での経過観察や入院が必要でない患者さんには、診察・治療後に速やかに自宅で休んでもらうように帰宅の方針を立てなければなりません。しかし、患者さんは違います。患者さんは病院に来ればすぐによくしてくれると信じています。そのため、処置で思ったほどよくならなかったとき、患者さんは「処置を受けたのにあまりよくなっていないんだけど帰されてしまうのだろうか」と考えます。医者も、「処置をしたが思ったほどよくならなかった。でも、このまま病院にいてもらわなければいけないほどでもないし、どうしよう」などと思い、患者さんの方針が立たぬまま、お互い困ってしまいます。

　こんなときのために、処置前に布石を打っておくことをお勧めします。最初の説明のときに、処置がうまくいったときのことだけではなく、うまくいかなかったときはその後どうするのかを前もって話しておくのです。

　冒頭の蕁麻疹の例では、「よくなることを期待して点滴による投薬を行う」ことを伝えます。そして、「よくなった場合は、そのまま帰宅」であることを説明し、必要に応じて内服薬や皮膚科紹介を追加します。さらによくならなかった場合についても、「点滴しても思ったほど効果が

得られないことがある」と加えます。そして、「その場合も点滴後は帰宅になるが、内服薬を処方するのでそれに期待する。それでよくなると思う。それでもよくならなかった場合は後日皮膚科を受診すること」と、先に説明をしておきます。そうすることで、点滴の後の結果で、妙に右往左往することが減るのではないかと思います。

　誤解のないように補足しておきますが、これは決して「患者さんを無理矢理帰せ」と言っているわけではありません。また、重症化する気配があったり、このまま帰すのは厳しいというときには無理をせず対応する必要があります。

　同じようなことは「尿管結石の鎮痛で痛みがゼロにならない場合」とか「皮下膿瘍を切開したが思ったほど排膿されなかった場合」などにも応用できるのではないかと思います。

　救急の診療は様々な場面で先を読むことが要求される場と言えます。起こったことに振り回されるのではなく、先を見通し、予想して対応できるようになれるとよいでしょう。

●アナフィラキシー

0467 アナフィラキシーのアドレナリン投与は静注でも皮下注でもなく筋注。

▶まずは大腿外側広筋に0.3〜0.5mg（0.01mg/kg、最大0.5mgまで）筋注。皮下注は推奨されない。

0468 アナフィラキシーの病態としてhypovolemiaがあることをゆめゆめ忘れないこと。

▶循環血液量の35%分が間質に移行する（循環血液量が2/3になるということ）。ひたすら補液。

0469 アナフィラキシーは単相性のほかに、二相性、遅発性のパターンがあることを知っておこう。

▶アナフィラキシーの23%に二相性が起こるとも。初期症状

改善から10時間後の発症が最多。再燃の可能性を説明。

＊Lieberman PL：Biphasic and protracted anaphylaxis. In：UpToDate, Post TW（Ed）, UpToDate, Waltham, MA.（Accessed on April 19, 2016.）

0470 アナフィラキシー。いつまで在院が必要か。

▶現時点で明確な基準はない。重症例は最低24時間。その手前の中等症であれば12時間（前文が根拠）。初期治療への反応がよければ2〜6時間程度でもよい。

0471 アナフィラキシーの人を帰宅にするときは、自宅で再燃したときにすぐに医療機関にかかれるかをチェック。

▶自宅から病院までの距離、家にほかに誰かいるか（独居ではないか）などをチェック。リスクが高ければ入院やアドレナリン自己注射薬（エピペン®）処方などを考慮。

0472 アドレナリン自己注射薬（エピペン）を処方するには講習会受講などが必要。

▶講習会は製薬会社（ファイザー）に企画してもらう必要がある。

0473 アナフィラキシー患者。低血圧はないけど、アドレナリンはどうしよう。

▶筋注してよい。低血圧になるまで待たないこと。

0474 アナフィラキシー患者でアドレナリンの「静注」を考慮するのは心停止、もしくは繰り返しの筋注で効果がない場合に限る。そこまで至っていない人には「静注」はしないこと。

▶普通の人にアドレナリンを「静注」すると血圧は300mmHg近くになり、脈拍は200/minを超えて心室細動へ至ることも。

0475 アナフィラキシーに対する抗ヒスタミン薬の位置づけは、皮膚症状の軽快、という程度。

▶循環・呼吸状態は改善しない。

0476 アナフィラキシーにH₂ブロッカーも効くというけれど。

▶H_1ブロッカー単独よりはH_2ブロッカーを合わせたほうが効くのは間違いない。ただし補助的治療で保険適用はない。腹部症状のあるアナフィラキシーなら保険的にも使いやすいかも。

0477 H₂ブロッカーは本当に効くのか。

▶以前、蕁麻疹で腹部違和感があった人にまずH_2ブロッカー、続けてH_1ブロッカーを使おうとしたところ、H_2ブロッカーが入った時点で皮疹は消えた、という経験が筆者にはある。

0478 β遮断薬内服患者はアドレナリンが効きにくい。

▶アドレナリンが効かなかったらグルカゴンを使う。1〜5mg静注。グルカゴンはβ受容体を介さずに陽性変力作用、陽性変時作用を示す。

*Simons FER：Anaphylaxis：Rapid recognition and treatment. In：UpToDate, Post TW（Ed）, UpToDate, Waltham, MA.（Accessed on April 19, 2016.）

0479 中等症以上のアレルギー患者では、フォローアップの筋道を適切に立てよ。

▶つまりアレルギー科への紹介。アレルゲン検査による原因の同定、アレルゲン免疫療法、アドレナリン自己注射薬（エピペン）処方、生活上の指導などで再発を防ぐ。

●血管性浮腫

0480 クインケ浮腫（血管性浮腫）は救急疾患になり得る。クインケ浮腫って普通の浮腫（心不全とか）とどう違うの？

▶数時間で浮腫が完成すること、限局性で眼瞼・口唇・喉頭・消化管など重力に関係ない場所に生じることなどが特徴。気道狭窄に注意。

0481 クインケ浮腫を見たら、アレルギー以外に、ACE阻害薬内服歴、遺伝性血管性浮腫（HAE）の可能性を考慮。

▶どちらもそれなりに有名。HAEは補体不全症。人C1-インアクチベーターである補体製剤（ベリナート®P）を検討。

0482 補体製剤なんて普通の施設には置いていない。どうする？

▶代替案としてFFP（新鮮凍結血漿）で補体の補充を検討。

0483 クインケ浮腫の治療。抗ヒスタミン薬、ステロイド、アドレナリン…。使ったけどあまりよくなっていない気が…。

▶アレルギーに準じた治療が基本だが、あまり効かない。前述の補体製剤（ベリナートP）、トランサミン®を検討。標準ではないが前述のようにFFPもある。

*Cicardi M, et al：Hereditary angioedema：Treatment of acute attacks. In：UpToDate, Post TW（Ed）, UpToDate, Waltham, MA.（Accessed on April 19, 2016.）

*http：//square.umin.ac.jp/compl/HAE/HAEGuideline.html（日本補体学会ホームページ）

アレルギー疑いの人にどう対応していますか?

　感冒症状の人に投薬をしようとして、「風邪のときに飲んだ薬で気分が悪くなったことがあり、担当医からはアレルギーではないかと言われた」と申し出があったとします。こんなときあなたはどう対応していますか?

　「アレルギーがあるのでしたら薬を考えなければいけませんねえ」などと言い、カルテのアレルギー欄のところなどに「風邪薬で気分不快あり、注意」とか「風邪薬禁」などと記載するのではないでしょうか。そして影響の少なそうな薬を用いたり、そもそも風邪の治療では抗菌薬はもちろん、特別な薬は必要ないことも多いので、薬そのものを処方しないという方もいるかもしれません。皆さん、アレルギーを起こさないように気をつけながら対応するのではないでしょうか。そして患者さんは帰宅します。

　アレルギーを起こさないようにする、つまり可能性のあるアレルゲンをできるだけ避ける。これは基本だと思います。上記の対応も最善かはわかりませんが、アレルギーを起こさないという意味では悪くない対応でしょう。ただ、研修医のレベルからワンステップ上がるためにはもう一歩先も考えなければなりません。ここでは「患者さんの将来」についてです。

　この患者さんは、これから先の長い人生で「風邪症状」を起こすことはきっと何度もあるでしょう。そしてその度に「いやあ、以前風邪薬で蕁麻疹が……」と説明し、医者も「それじゃあ風邪薬は出しにくいなあ……」と、出せる薬が限られてしまいます。こんな感じでこの患者さんはこの先ずっと、100%の治療を受けることができなくなってしまうかもしれません。風邪薬に限ったことではありません。痛み止めでアレルギーの疑いのある人は十分な鎮痛を一生得ることができないかもしれず、局所麻酔薬でアレルギーの疑いのある人は創処置で一生痛みを我慢して処置を受けなければいけないかもしれず、抗菌薬でアレルギーの疑いのある人は感染症で一生控えめの治療を受けなければいけないかもし

れないのです。

とある尊敬する私の上司はこれを「受けられる医療の幅が減ってしまう」という的確な表現をされていました。その場限りではなく、患者さんの将来を考えることの大切さを教えていただきました。アレルギーを起こさないようにすることは当然のこと、無闇に「受けられる医療の幅」を狭めるわけにもいかないのです。

では、「受けられる医療の幅」を保つにはどうすればいいでしょうか。1つは正確な診断だと思います。例えば「歯科麻酔で気分不快」というのは、原因はアレルギーだけではありません。痛みや不安、迷走神経反射、局所麻酔薬中毒（これは使用量と注入箇所に気をつければ予防できる）などいろいろあります。もしも本当はアレルギーではないのに「アレルギーかも」と言われてしまっているのであれば、これは「受けられる医療の幅」を減らされてしまっています。もう1つは原因薬物の同定です。「AとBとCの薬を使ってアレルギーが出た」というときには、全部が原因とは限りません。Aにアレルギーがあるということがわかれば、今後はAの使用だけを避ければよく、BとCは今後も使えるのです。また、本当にアレルギーの疑いがある場合には、やはり一度は専門科で調べてもらうのがよいと思います。薬や症状によっては「アレルゲン免疫療法」で、少しずつ使えるようになる薬もあるでしょう。後半部分にお話ししたことを患者さんにうまく情報提供をすることで、患者さんの「受けられる医療の幅」が広がることを望みます。

Chapter 15
産婦人科

● 妊娠

0484 医者「妊娠していますか？」患者さん「していません」…終わり。

▶ これで済めばERがどれほど楽になるか……。「100%ない」「絶対ない」「断じてない」「天地がひっくり返ってもない」……と言って妊娠していたケースが過去に何度もあったことはもはや言うまでもないこと。

0485 じゃあ全例で尿中hCGが必要？　全例で最近のセックスを聞かないとダメ？

▶ 全例で検査をしろとは言わないし、全例で性交歴を聞けとは言わない（そもそも初対面の人に性交について素直に話すのだろうか？）。でも、お互いが困らないようにするにはどうすればよいかを自分なりに考えてみなければならない。コラム「妊娠しているか妊娠していないか、それが問題だ」を参照。

0486 子宮全摘の既往がある人に妊娠しているかを聞かないこと。

▶ 聞き方を誤るとデリカシーがないと思われる。

0487 ただし子宮筋腫の手術をしていても妊娠していることはある。

▶ 全摘のほかに筋腫核出術などもある。必要があれば誤解のないように気遣いながら聞けばよい。

0488 月経のことを聞くときは普段の月経のことを聞くように。

▶妊娠のことと併せ、普段の月経周期（規則的か不規則か）、持続期間、性状、最終月経とその1つ前について、を聞く。どれも欠かせない。

0489 月経が不規則だとわかったら、そこで止まらないように。

▶普段2週から4週に1回と不規則な月経の人は、確かに不規則ではあるが、この人に6週月経がなければやはりそれはおかしい。普段通りなのかどうかは聞ける。

0490 なかなか出ない尿検査。患者さんはカップになみなみ入れないといけないと思っている。

▶「少しでもとれれば早めに検査できますので」と患者さんに伝えておくと早めに採尿してくれる（と思う）。あまり量が少ないと困るが……。

0491 尿中hCG考①　尿中hCGが陰性であればためらわずにCT検査や投薬治療をしていませんか？

▶その方針で本当に大丈夫か、自問したことはありますか？

0492 尿中hCG考②　尿中hCGが陰性であれば妊娠はしていないかもしれないが着床はしているかもしれない。

▶最終月経から約2週間で排卵し、受精。その約6日後に着床。着床からhCG分泌検出までの数日から1～2週間程度の間は、着床していてもhCGが検出されない期間になる。

0493 尿中hCG考③　尿中hCG陰性であれば投薬や放射線検査をしても本当によいのか。

▶前述の期間があるため、着床後・妊娠前の胚芽に影響を及ぼ

してしまうことにはならないだろうか。

0494 尿中hCG考④　研修医「でも全か無か（All or None）の法則があるから奇形につながることはないですよね。」
▶ 奇形にはならなくとも流産する可能性はないのだろうか。もし妊娠を強く望んでいる人、不妊治療をしている人だったらどうするのか。

0495 尿中hCG考⑤　研修医「最終月経から5週も経っていて尿中hCG陰性なら大丈夫ですよね。」
▶ 月経周期、排卵周期は個人差がある。絶対とは言えない。診療って本当に難しい。

0496 尿中hCG考⑥　研修医「尿中hCGが陽性だったので妊娠していました。」
▶ これは妊娠と言えない。検査陽性の確認後、子宮内に胎囊、心拍を確認できて初めて妊娠と言える。子宮外妊娠や胞状奇胎でも尿中hCGは陽性になる。安易に「おめでとうございます」なんて言わないよう気をつけて。

● **妊娠と薬**

0497 添付文書に「100%安全」と書いてある薬はほとんどない。
▶ だが過度に恐れる必要もない。

0498 添付文書上の「妊婦に投与しないこと」という言葉の意味には2種類ある。
▶ ①奇形や異常が報告されているもの。②人での安全性がまだ確認されていないもの。当然前者のほうが危険性は高い。

＊松原茂樹：周産期救急シミュレーション. メディカ出版, 2006, p108-21.

0499 添付文書上の「治療上の有益性が危険性を上回ると判断される場合にのみ投与すること」は基本的には医師の判断で投与可能ということ。

▶ いわゆる「有益性投与」。初期は、上級医と相談して決めること。もちろん患者さんとも相談。

＊松原茂樹：周産期救急シミュレーション. メディカ出版, 2006, p108-21.

0500 添付文書上にある動物実験のデータはそのまま話さないこと。

▶ 動物実験では胎児奇形や死亡例があります、などと言っても脅かすことにしかならない。

＊松原茂樹：周産期救急シミュレーション. メディカ出版, 2006, p108-21.

0501 妊娠0週（最終月経開始日）から4週0日（28日目）までの投薬で奇形を起こすことはない。

▶ 器官の分化が始まっていないので基本的に奇形は起こさない。ただし流産してしまうことはある。All or Noneの法則と呼ばれる。

＊松原茂樹：周産期救急シミュレーション. メディカ出版, 2006, p108-21.

0502 妊娠4週から8週までは絶対過敏期（器官形成期）。この時期の薬剤は催奇形性を示すことがある。

▶ ただし催奇形性のある薬は限られている。このテーマだけで1冊の本が書けてしまうため、ここでは省略。

0503 薬を処方されても、胎児への影響を心配して家で薬を飲まない人がいる。

▶ 本当に必要な治療薬はきちんと飲んでもらえるよう説明する。不安を払拭すること。

0504 妊婦さんの腰痛。湿布薬なら安全?

▶ 一般に局所投与は全身投与よりも安全と言われていたが、最近ケトプロフェン外用薬(モーラステープ®)が妊娠後期には禁忌と明記されるようになった。胎児動脈管収縮の可能性があるため。

0505 妊娠中の怪我。創処置での局所麻酔は大丈夫?

▶ 創処置に対する局所麻酔薬の使用は問題ないと言える。たとえば帝王切開は局所麻酔薬を用いた脊髄くも膜下麻酔や硬膜外麻酔で行っている。

0506 妊婦のインフルエンザ感染。抗インフルエンザ薬は出してよい?

▶ 妊婦のインフルエンザは重症化しやすいため、できるだけ早く抗インフルエンザ薬を開始したほうがよいとされる。予防投与もするくらい。

＊http：//www.jsog.or.jp/news/html/announce_20140131.html(日本産婦人科学会ホームページ)

0507 抗インフルエンザ薬は何を出せばよい?

▶ オセルタミビル(タミフル®)、ザナミビル(リレンザ®)、ラニナミビル(イナビル®)は胎児に問題があったという報告は出てきていない。(もうインフルエンザに対して処方することはないと思うが一応)アマンタジン(シンメトリル®)は妊婦に禁忌なので注意。

＊http：//www.jsog.or.jp/news/html/announce_20101222.html(日本産婦人科学会ホームページ)

0508 研修医「妊婦さんにインフルエンザワクチンについて聞かれました」

▶ インフルエンザワクチン接種は、全期間を通じて行ってよい。

●妊娠中の疾患・婦人科疾患

0509 妊婦の尿失禁は産婦人科コンサルト。
▶前期破水の疑いあり。少量でも尿漏れとして帰さない。

0510 腹痛＋肛門痛のある女性をみたら子宮外妊娠や卵巣出血のような骨盤内出血を疑え。
▶腟の後方には直腸がある。骨盤内に貯留した血性腹水が直腸刺激症状として肛門部の痛み、違和感、便意などとして現れる。骨盤内に進展した虫垂炎などでも同様の症状が出現。

0511 つわりはつらいよ。
▶補液、ビタミンB_1を点滴。薬使用の同意が得られればメトクロプラミド（プリンペラン®）も使用。

0512 つわりで入院することも。
▶つわりが長引き糖液のみを投与され、Wernicke脳症をきたしたという報告もある。食事や水分摂取が全然できなければ入院を検討。

＊松原茂樹：周産期救急シミュレーション．メディカ出版，2006, p2-10.

0513 つわりのときの食事は食べやすいものを好きなようにとってもらうのが基本。
▶無理に食べさせようとはしなくてよい。少しの量で食べやすいものを食べてもらう。多少の偏食は許容する。

0514 我々は普段高齢者の高血圧患者を見すぎているせいで、高血圧に慣れすぎている。
▶妊婦で血圧140mmHgだったら、「それはおかしい」と反応できるように。妊娠時期にもよるが、妊娠高血圧症候群やHELLP症候群を鑑別に。

0515 安易に妊婦を胃腸炎と診断するのは危ないよ。

▶腹痛は常位胎盤早期剥離の前兆やHELLP症候群の可能性がある。上腹部の不定愁訴はそれだけでまずい。間違っても臭化ブチルスコポラミン（ブスコパン®）で様子を見てはいけない（HELLP症候群には禁忌）。

0516 HELLP症候群は多くはないけど少なくもないよ。

▶どんな項目で診断するかは言えるように。すなわちHemolysis、Elevated Liver enzymes、Low Platelet。

0517 たとえばAST・ALT 100U/L、総ビリルビン1.5mg/dL、血小板90,000/μLという検査結果を見て、HELLP症候群をひっかけられるだろうか。

▶いずれもそれほど大した異常値ではなく、HELLP症候群を疑わなければ帰宅させてしまう可能性がある。妊婦というキーワードでアンテナを張っておくこと。さもないとスルーしてしまう。

0518 妊婦の腹痛は難しい。婦人科医はまず外科疾患の否定を、外科医はまず産科疾患の否定を要求する。

▶妊婦の腹痛は専門科でも難しいのだ。でもERで患者さんが困らないようなマネジメントをできるように。

0519 若い女性の右季肋部痛ではFitz-Hugh-Curtis症候群を疑え。

▶骨盤内クラミジアや淋菌感染症が肝周囲に波及して激痛を起こす。

0520 Fitz-Hugh-Curtis症候群の診断は？

▶腹部造影CT検査の早期相による肝表面の濃染像で診断できることも。産婦人科的診察とクラミジア、淋菌感染症の同定

も必要。

0521 妊婦の呼吸困難、酸素飽和度低下では深部静脈血栓症からの肺塞栓を鑑別に挙げよ。

▶ 非妊婦に比べ、妊婦では静脈血栓症のリスクが5倍。特に左下肢、特に近位部（腸骨大腿静脈部）で起こりやすい。

* Greer IA : N Engl J Med. 2015 ; 373（6）: 540-7.

0522 出産後、産褥期でも起こる。

▶ 出産後6週までは特に注意が必要と言われているが、産褥期の静脈血栓症の8割は出産直後の3週間で起こる。

* Greer IA : N Engl J Med. 2015 ; 373（6）: 540-7.

● 授乳

0523 薬を飲むときは、授乳を中止しなくても大丈夫？

▶ 授乳を止めるデメリットのほうが大きいとも言われている。たとえば授乳中止で乳腺炎を発症する。安易に授乳を止めないこと。

0524 授乳中の内服は妊娠と違い、ほとんどの薬は母乳へ移行しても乳児へは影響しないと言われているけど…。

▶ 母乳の味は変わるらしい。

0525 母乳への薬剤移行を過度に心配している母親にはどう説明して対応する？

▶ 薬が母乳に移行することはあるが、ほとんどの場合それは微量であり、かつ子に大きく影響することは稀であることを十分に説明。

0526 それでも心配していたらどうする？

▶ 内服の期間だけ一時的に母乳からミルクへ切り替えてもよい。

0527 ほかに方法はある？
▶内服と授乳のタイミングをずらしたり（母乳をあげてから薬を飲むなど）、より安全と言われている薬を選択したり、投薬を最低限にするなど。

0528 乳児の母親を診察した場合は授乳中かどうか聞くこと。
▶さらに母乳かミルクか、混合かを聞くこと。母乳の場合、栄養源かどうかも重要。母乳を止める必要があるときに、母乳栄養のみの1カ月児の母乳を止めるのと、離乳が進んで寝る前に少しおっぱいをくわえるくらいの2歳児の母乳を止めるのでは違いますよね。

0529 授乳を止めたほうがよい薬はどう判断する？
▶抗悪性腫瘍薬、放射性ヨウ素、ほかごく一部の薬は禁忌。ほとんどの薬は問題なく処方できると言われている。ERで処方する可能性のある一般的な薬について、産婦人科医・小児科医とあらかじめ協議しておくとよい（国立成育医療研究センターのホームページや水野克己著『母乳とくすり』南山堂が参考になります）。

0530 乳腺炎はとても痛い。熱も出る。
▶乳房がおっぱいではないみたいにとても硬くなる。冷やした油粘土みたいな硬さ。

0531 乳腺炎はおっぱいを吸ってもらうこと、乳汁を出すことが一番の治療。
▶子どもに治してもらう。

0532 乳腺炎の治療として乳腺マッサージがある。
▶助産師さんの力を借りるとよい。とてもうまく治してくれる。

0533 乳腺炎に対してERでできることは？

▶鎮痛薬処方。また、治りにくい場合の抗菌薬追加の検討。ただし一番は原因（乳汁の鬱滞）を取り除くこと。

コラム 妊娠しているか妊娠していないか、それが問題だ

医療従事者には有名な言葉「女性をみたら妊娠を疑え」。

女性に対して失礼な言葉だと思いますが、疑わないと診断できないのは言うまでもありませんし、「失礼な言葉だ」などと偉そうなことを言っておきながら、正直自分もこの言葉に助けられたことは何度もあります。「妊娠していますか？」と聞いて、「多分ないと思います」などと答えられるのが医療者にとっては一番困るわけですが、「はい、しています」なんて堂々と答えられるのは、産婦人科に行って「おめでたですよ」と言われた人くらいでしょう。実際にわからないのですから「いいえ」とか「わかりません」などと答えるのは普通のことだと思います。奥ゆかしい日本人女性にとって、堂々と「最近性行為がありました」とは言いにくいですし、実際に最近そういうことがなかったとしても、セックスレスと思われてしまうため「ないです」とも言いにくいという事情もあるでしょう。質問だけで100％わかる問診方法があれば別ですが、何十年も同じように医療者は困り、その結果「女性をみたら妊娠を疑え」という言葉が生まれたわけで、そんな質問方法は今後もずっと発見されないでしょう。ERに来る患者さんは一見さん（面識のない初めて来た人）で信頼関係の構築ができていないことも多くあります。ただ、初めて出会う他人だからこそ話せることもあります。少しでも正確に情報提供をしてもらうため、自然な流れの中で気軽に話してもらえるように、話しやすい環境づくりについて自分なりに考えてみてください。とは言っても読者の皆さんに完全に丸投げではいけないので、現在の筆者の方法を参考までにご紹介します（これがベストとは思っていません）。

筆者は妊娠について尋ねる前に、「女性の場合は妊娠していると薬や放射線がお腹に影響してしまうといけないのでお尋ねしたいのですが

……」と断っておいてから「妊娠している可能性はありますか」と聞きます。Yesであれば妊娠検査をどうするか、その後のX線検査や投薬をどうするかを相談して決めるようにします。答えがNo、もしくはYesかNoかはっきりしない場合、聴取した月経歴を再検討したり、「妊娠している可能性があるとお腹に障りますので詳しく伺いますが」と断ってから、「ここ2〜3カ月以内に性交渉がありましたか」と具体的に聞くようにしています。

　さて、ここで子宮外妊娠を疑う場合、見逃すと出血性ショックで命に関わるので、何としても尿中hCG検査を実施して否定をしたいところです。このとき、「妊娠の可能性は絶対ありません」と最初に言われてしまうと、その後尿中hCGを検査しにくいでしょう。「絶対妊娠していないって言っているのになんで検査されないといけないのか」とむきになられてしまうこともあります。こうなると「いや、経験上、100%妊娠していないと言っていた人が妊娠していたということもあって……」なんて説明しても火に油でしょう。こういう場合に筆者は、「腹痛の原因としてある種の腫瘍が関係していることがあります。尿中のホルモンを測ることで診断の手助けができます。このホルモン検査は妊娠のときにも実施されることで知られているのですが、今回は腹痛の原因を調べるために検査をしようと思います」といって、妊娠の可能性があろうがなかろうが、尿中hCG検査をする方向に持って行けるようにお話をしています。ある種の腫瘍とは絨毛性疾患（胞状奇胎や絨毛癌）のことを指しますが、きわめて稀です。本当に一番疑っているのは子宮外妊娠ですが、そこは伏せます。

　一方、腹痛などはなく子宮外妊娠を疑うわけではないが、妊娠の可能性があり、別の理由でX線検査や投薬をしたい場合には、「尿検査で100%妊娠がわかるわけでもありませんが」と前置きしつつ、「ご心配でしたら尿検査を確かめてから今後の検査や治療を進めることもできますが、どうしましょうか」と目的のX線検査や投薬の前に、尿中hCG検査を提案することもあります。これは産婦人科で妊娠と診断はされていないが性交渉はあった方（つまり妊娠している可能性が否定できない方）に対して、薬や放射線の影響を減らすための配慮です。ただし、正常妊

娠疑いでの尿中hCG検査は保健適用がありませんので、自由診療・混合診療に関する院内の規定に従い、また当然ですが患者さんの同意を得る必要があります。

　いずれの場合も、もちろん患者さんに悪気はありません。「妊娠の可能性はゼロ」と言っていた人が尿中hCG陽性から妊娠の可能性を指摘され、「本当に？　避妊具を使ってしていたのに……」なんてことも普通にあります。ちなみに「hCG陽性＝妊娠」ではないので、本当に妊娠しているかどうかの診断は産婦人科でしてもらうようにしましょう。

Chapter 16
小児科

● 小児一般

0534 小児診療では体重の聴取を忘れないこと。
▶ 体重がわからないと投薬もできない。

0535 発熱のある小児には一部のNSAIDsは避けたほうがよい。
▶ Reye症候群のような急性脳症の問題があるため。アセトアミノフェンで対応が無難。

0536 何歳までNSAIDsを避けるべきか。
▶ 自分はきちんとしたエビデンスは持っていない。参考までに、個人的には感染症疑いにはNSAIDsを処方しておらず、それ以外でも15歳以下には避けるようにしている。診療科によっては18歳以下で避けているのを見たことがある（これは厳しいほう）。また、ある診療科では小学生にNSAIDsを出しているのを見たことがある。個人的には心配。添付文書と小児科医の意見を参考にするのがよいと思われる。

0537 小児の痙攣。熱性痙攣でしょ？ …えっ、熱がない？ …てんかん？ 脳腫瘍？
▶ 小児特有の無熱性の痙攣を覚えておくこと。低血糖、胃腸炎関連痙攣、ぎんなん中毒などが非頭蓋内疾患でピットフォールになりやすい。

0538 川崎病の診断基準は押さえておくこと。
▶ 次の表に示した6つの主要症状のうち、5つ以上の症状を伴うと診断されるが、4項目以下でも不全型というのがあるの

で注意。筆者は見逃したことがある。

● 川崎病診断基準

- 5日以上続く発熱
- 両側眼球結膜の充血
- 口唇、口腔所見（口唇の紅潮、いちご舌、口腔咽頭粘膜のびまん性発赤）
- 不定形発疹
- 四肢末端の変化（急性期：手足の硬性浮腫、掌蹠ないしは指趾先端の紅斑、回復期：指先からの膜様落屑）
- 急性期における非化膿性頸部リンパ節腫脹

＊http：//www.jskd.jp/info/tebiki.html（日本川崎病学会ホームページ）

● 異物誤飲

0539 **小児の異物誤飲。急がなければいけない異物、コンサルトが必要な異物が何か知っておこう。**
▶ 気道異物、有症状時、長いもの（5cm以上）、幅が2cm以上のもの、鋭いもの、ボタン電池、磁石など。それ以外は待てる（上級医には確認すること）。

0540 **同じ場所に長くとどまる異物は摘出術の適応になることがある。**
▶ 便中に出てきたか、X線やエコーで位置が動いているか、モニタリングを。

0541 **誤飲した異物が便中に確認できるのは数割にすぎない。**
▶ お尻から出てきた異物をお母さんが見つけられなかったとしてもそれを責めるのは酷。

0542 **ボタン電池の中でもリチウム電池はやばい。**
▶ 電力容量と寿命が桁外れ。組織傷害性が高い。

0543 大きさや見た目でリチウム電池かどうかを区別できるか。
▶ 一般的に「やや大きい」が、様々な大きさがあり区別は難しい。

0544 ボタン電池誤飲。電池摘出後も予断を許さない。
▶ 大動脈〜食道瘻が怖い（救命例はないらしい）。sentinel bleed と言って、予告出血が起こることがあり、注意。

＊Brumbaugh DE, et al：J Pediatr Gastroenterol Nutr. 2011；52（5）：585-9.

0545 胃に落ちたボタン電池（非リチウム）は取りにいく場合と取りにいかない場合がある。
▶ 議論のあるところ。各施設の専門科と相談。

0546 ボタン電池が十二指腸以遠にいくと基本的には取りにいけない。その前に対応を。
▶ 内視鏡が届かない。取りにいくのであれば手術になってしまう。

0547 「うちの子、たばこを食べてしまったんですが…」
▶ 多分大丈夫。普通は何本も食べられるものではなくすぐに嘔吐することが多い。ただし本当に1本食べたときや灰皿（空き缶など）の吸い殻の溶液の誤飲時は濃度が濃いので気をつけること。

0548 「うちの子、おばあちゃんの薬を飲んじゃったんです。SU薬（スルホニル尿素薬）って言われました」
▶ 緊急かつ重症。小児のSU薬誤飲はやばい。低血糖の入院管理が必要。

Chapter 17
眼科

0549 「光覚弁」、「手動弁」、「指数弁」など、視力の表現方法を知っておくと便利。

▶「光覚弁」はまぶしいのがわかる、「手動弁」は手が動いているのがわかる、「指数弁」は指の本数までわかる、ということ。ERではランドルト環 (C型のやつ) は使いにくい。

0550 複視患者をみたら…。片眼で複視？　それとも両眼で複視？

▶眼の問題か、脳の問題かを区別。同時に全身疾患も考慮 (糖尿病、甲状腺疾患、ヘビ咬傷、ボツリヌス感染でも起こり得る。鑑別疾患はたくさんある)。

0551 視野が黄色く見える。気のせい？

▶黄視症。ジギタリス中毒で起こることがある。

0552 リファンピシンでコンタクトレンズが変色することがある。

▶尿、糞、唾液、痰、汗、涙液、血清がリファンピシンで橙赤色に着色することが知られている。ソフトコンタクトレンズも変色することがある。

0553 局所麻酔点眼薬で痛みがとれれば、異物や角膜損傷のような表面的なものが原因である可能性が上がる。

▶局所麻酔点眼薬で痛みがとれなければ、眼内の原因を考えなければならない。

＊Jane M. Orient：サパイラ 身体診察のアートとサイエンス 原書第4版. 医学書院, 2013, p251-2.

0554 局所麻酔点眼薬は、点眼直後に眼がしみることがある。その後まもなく痛みが引いていく。

▶眼にしみることをあらかじめ話しておかないと患者さんが驚いてしまう。そして、しばらくしても痛みがとれなければ、それは効いていないということ。

0555 局所麻酔点眼薬は患者さんに渡してはならない。

▶痛みだけとってごまかしていても、原疾患を治さないと病状が進行してしまう。添付文書上にも「患者には渡さないこと」とある。

0556 結膜下出血は怖くない。

▶痛みも視力低下もなく、自覚症状もない。人から指摘されたり、鏡を見て初めて気がついたりする人もいる。数週間で自然に軽快。結膜下にべったりとしたあの感じを見て診断できるように。

0557 水晶体脱臼という言葉は、使い分けることがある。

▶先天性のものを「水晶体偏位」、後天性のものを「水晶体脱臼」という。両方ひっくるめて水晶体脱臼と言うこともある。

0558 外傷で緊急眼科コンサルトを要するのは？

▶眼球破裂、穿通性外傷、眼瞼縁にかかる創、鼻涙管損傷。ほかにも視力障害を呈するものや球後出血による眼窩内のコンパートメント症候群など。

* Magauran B：Emerg Med Clin North Am. 2008；26（1）：233-8.
* 岩田充永監訳：ERエラーブック. メディカルサイエンスインターナショナル, 2012, p550-1.

0559 とても強い眼痛を認める患者が来たら緊急眼科コンサルトを検討。

▶閉塞隅角緑内障や虹彩炎などに注意。ただし紫外線角膜炎のように、強い眼痛があっても緊急コンサルトがいらないような例外もある。

0560 急な視力低下を呈した患者が来たら緊急眼科コンサルトを検討。

▶眼科救急としては、視力を温存できるかという角度から考えなければならない。

0561 急な視力低下を主訴に受診した患者では以下の4つを考える。

▶側頭動脈炎、視神経炎、網膜中心動脈閉塞、網膜剥離。

＊Magauran B：Emerg Med Clin North Am. 2008；26（1）：233-8.

0562 頭痛や嘔気、気分不快、体調不良などを主訴に受診する緑内障発作の人がいる。

▶眼痛や視力低下、眼の充血で受診してくれるとわかりやすくてよいのだが、そうでない人を拾い上げて助けるのがERの仕事。

0563 流行性角結膜炎は緊急疾患ではないが侮るな。

▶感染力が非常に強く、学級閉鎖や病棟閉鎖になることもある疾患。感染対策を十分に指導。眼をこすったり、タオルの共有をしたりすることを止めてもらう。

0564 眼窩蜂窩織炎は怖い。

▶副鼻腔炎からの進展で起こることが多い。進行すると髄膜炎や海綿静脈洞血栓症をきたすことも。

0565 アルカリが眼に入った。

▶超緊急。急性期は水道水の流水、その後生食やリンゲルで洗浄。5分くらい洗っただけじゃダメ。もちろん眼科コンサルト。眼球や眼圧の評価も必要になる。

0566 どれくら洗えばよいか。

▶まず2Lで灌流。灌流終了の5分後に眼のpHをチェック。以後、「大量灌流→5分後のpHチェック」を繰り返す。8〜10L程度の灌流液を要することもある。

*Cline D, et al : Tintinalli's Emergency Medicine Manual 7版. McGraw-Hill Professional, 2012, p747-8.

0567 洗浄時の注意事項は？

▶円蓋部(瞼の奥)に固形物(たとえば石灰片)が残っていると反応し続けることがあるので、除去が必要。反転してチェック。

0568 どうやって洗えばよいか。

▶清潔な洗面器に水を流しながら洗眼。もしくは、仰臥位で点滴のチューブ先端を眼に固定して持続滴下洗浄。両眼の場合は鼻カヌラを改造して使えるという話も。

0569 眼のpHはどうやって調べるか。

▶リトマス紙、もしくは尿のテステープのpH部分を眼に当てやすく切るなどして調べる。

0570 眼内異物でやばいのは？

▶特にアルカリ、酸、フッ化水素酸、コンクリートなどが超緊急。植物片も異物反応(つまり感染)が起こりやすく、超緊急ではないがそれなりに緊急。

*Cline DM, et al : Tintinalli's Emergency Medicine Manual 7版. McGraw-

Hill Professional, 2012, p747-8.
＊岩田充永監訳：ERエラーブック.メディカルサイエンスインターナショナル, 2012, p541-3.

Chapter 18
耳鼻咽喉科

●耳疾患

0571 めまいに炭酸水素ナトリウム注射液（メイロン®）。効いているのか。

▶本邦ではよく使われているようだが、エビデンスははっきりしていないようでuptodateには記述がない。

*Furman JM：Treatment of vertigo. In：UpToDate, Post TW (Ed), UpToDate, Waltham, MA. (Accessed on May 13, 2016.)
*Dinces EA：Meniere disease. In：UpToDate, Post TW (Ed), UpToDate, Waltham, MA. (Accessed on May 13, 2016.)

0572 「めまいに抗ヒスタミン薬」は処方してもよいが気をつけること。

▶抗ヒスタミン薬は薬理的にもめまいに効果あり。ただし眠気とふらつきの副作用でかえって帰れなくなることがある。

0573 慢性の耳漏歴＋免疫不全状態（糖尿病など）＋発熱＋量の多い耳漏。…悪性外耳道炎の可能性は？

▶命に関わる数少ない耳漏の1つ。頭部CTで炎症の波及などを評価。鑑別疾患に入れておくこと。

0574 難聴、耳鳴が主訴の人が来たら、簡単な診察くらいはしよう。

▶耳鏡による評価、音叉による評価（Rinne、Weber）くらいならすぐにできる。そのまま耳鼻科に送っていてはいつまでも臨床力がつかない。

0575 （怖いものが苦手な人はここは読まないように。絶対に。）耳の中の虫を取ったら、もう一度耳の中を見よう。
▶虫が出てきて安心と思っていると、中で虫が卵を産みつけていて後で見つかることがある。ぞーっ！

●鼻疾患

0576 鼻出血はキーゼルバッハ部位を意識してしっかり押さえてもらう。
▶1分くらい押さえてから離して、「止まったかな？ ……まだか」。また1分くらい押さえてから離して、「止まったかな？ ……まだか」。……ではいつまでも止まらない。10分くらい圧迫を続ける。止まらなければ止血処置を検討。

0577 鼻出血で喉の奥に垂れ込んできた血液は飲み込まずにぺっと口から外に出してもらうこと。
▶血液を飲むと嘔気、嘔吐の原因になる。

0578 全身状態が安定していれば、鼻出血の止血は坐位で行う。
▶臥位になると血液が喉に垂れ込み、誤嚥が心配。坐っていたほうが血液も外に吐きやすい。

0579 鼻出血の処置時は必ずゴーグル、マスク、ガウンを装着しよう。
▶鼻の診察中に不意にくしゃみをされたらアウト。血液曝露をしないように。

0580 鼻中隔血腫は早期の血腫除去が必要。
▶長く放置すると鼻中隔穿孔の原因になる。

0581 **鼻内異物を取る方法はいくつか知っておいたほうがよい。**

▶鑷子(せっし)、吸引、mother's kissなど。しかし深追いはするな。すぐに取らなければいけない鼻内異物の代表はボタン電池(鼻中隔穿孔を起こすことがある)。ほかは翌日まで待てることが多い。

● **咽喉頭疾患**

0582 **溶連菌感染による咽頭炎に抗菌薬を処方する意味は知っておくこと。**

▶通常アモキシシリンを10日分処方する。目的は、罹病期間短縮と重症化の軽減、リウマチ熱の予防、感染拡大の防止。糸球体腎炎の予防の意味は特にない。

0583 **Centor criteriaは有名になった。**

▶抗菌薬の乱用、不必要な投与を避けるための基準。年齢を加えたmodified Centor criteriaというのもある(Mclsaac score)。ちなみに細かいけどCent"e"rではなくCent"o"r。

● Centor criteria

扁桃腫脹／白苔	1点
前頸部リンパ節腫脹/圧痛	1点
38℃以上の発熱	1点
咳嗽の欠如	1点
計	4点

A群β溶連菌陽性である可能性		
Centor criteria	1点	7%
	2点	21%
	3点	38%
	4点	57%

*Chow AW, et al：Evaluation of acute pharyngitis in adults. In：UpToDate, Post TW (Ed), UpToDate, Waltham, MA. (Accessed on June 28, 2016.)

0584 急性喉頭蓋炎は耳鼻咽喉科緊急疾患。X線（喉頭高圧2方向）所見が陰性なだけで否定しないこと。

▶X線だけでは否定できない。疑えば耳鼻咽喉科相談とファイバーでの観察を検討。併行して緊急気道確保の準備を。

Chapter 19
泌尿器科

● 無尿・尿閉・導尿

0585 主訴：尿が出ない。
▶まずは無尿か尿閉かの判断から。基本に忠実に。膀胱のベッドサイドエコーが有用。膀胱が緊満していれば尿閉。膀胱が張っていなければ無尿、もしくは感染や結石による膀胱刺激症状など。

0586 尿閉で導尿が必要になった。尿道カテーテルは「バルン＋バック」あり？　それともなし？
▶患者さんとも相談して決めること。

0587 「バルン＋バッグ」なしの尿道カテーテルを選んだ場合。
▶ERで導尿したら、カテーテルを抜いた状態で帰宅。挿入状態の持続による不快感がないのが利点。でも帰宅後に尿閉が再発して、翌日までにERを再受診することになるかも。

0588 「バルン＋バッグ」ありの尿道カテーテルを選んだ場合。
▶次回外来受診日までカテーテルが留置されるので、尿閉の再発が防げるのが利点。欠点は不快感と自宅でのカテーテルやバッグの管理。

0589 処置時にゼリーなどで滑るときはガーゼを使いながら行うとよい。
▶男性の尿道カテーテル挿入時に陰茎にゼリーがついて滑る場合には陰茎にガーゼをまくと滑り止めになる。これはほかに

も脱肛の整復などで応用が利く。

0590 尿道カテーテル留置による不快感をどうするか。
▶テネスムスに対してはNSAIDs、もしくは不必要ならカテーテル抜去で対応。

0591 尿道カテーテル留置中の患者が尿閉になった。
▶まずはカテーテルが折れ曲がっていないか、抜けていないかなどを確認。交換や膀胱洗浄はその次。無尿も鑑別に。

0592 腎瘻の管(背中から出た導尿の管)が抜けた。どうする?
▶穴が塞がると処置が大変なので早期に泌尿器科コール。管を入れておき一時的に孔を塞がないようにしておくこともある。

●血尿

0593 尿潜血陽性。本当に血尿か?
▶沈渣で赤血球を確認すること。なければ溶血によるヘムやミオグロビンをみているにすぎないことがある。

0594 血尿の人をみたら大まかな濃さ、量、持続時間を聴取し、バイタルサインや貧血、抗血栓薬内服の有無を確認。
▶だいたいの程度は知りたい。薄いピンクの血尿ですぐに何か起こることはおそらくない。濃い血尿が多量に出る場合は膀胱洗浄をして活動性をみることがある。

0595 精液に血液が混ざることがある。
▶血精液症という。緊急性はなし。原因は炎症や感染、前立腺針生検後など。ほぼ良性疾患で自然に治る。ごく稀にがんの

ことがあるので長く続くようなら後日泌尿器科へ紹介。

*Weiss BD, et al：Hematospermia. In：UpToDate, Post TW（Ed）, UpToDate, Waltham, MA.（Accessed on April 15, 2016.）

0596 採尿バッグが紫色。原因は？
▶紫色尿バッグ症候群。「紫　尿」を画像でググるとたくさん出てくる。病的意義はほぼなし。でもきれいだからと飾っておいたらダメよ。

0597 尿が緑。原因の候補は？
▶緑膿菌感染。薬剤でも起こる。たとえばプロポフォール（ディプリバン®）では特に尿のアルカリ化で起こることがある。

●尿管結石

0598 ERで症例を多く経験していると、尿管結石を研修早期に診断、治療できるようになる。
▶激烈な症状をとることで患者さんは楽になり、自分の自信にもつながる。しかし……。

0599 尿管結石を診断、治療できるようになったとおごっていると大きな失敗をすることになる。
▶すなわち、腹部大動脈瘤破裂や腎梗塞を見逃してしまう。

0600 尿管結石と診断がついているのに気をつけたほうがよい尿管結石がある。
▶以下6連発。

0601 その①　感染を伴う尿管結石。
▶複雑性腎盂腎炎で、尿管結石を解除しないと感染が治らないことがある。内科ではなく泌尿器科に相談。尿管ステントを

検討。

0602 その② 両側の尿管結石。

▶完全に詰まると腎後性腎不全になる。泌尿器科へ相談。

0603 その③ ヘンジンの尿管結石。

▶ヘンジンって、片腎。片方しか腎臓がないって意味だよ。腎摘後などの人。

0604 その④ 鎮痛薬でも痛みがとれない尿管結石。

▶尿管結石が命に関わらないとはいえ、いつまでも痛みがとれないとクレームにもなるし、何よりかわいそう。しっかり鎮痛してあげて。

0605 その⑤ 尿溢流を伴う尿管結石。

▶つまり、腎盂や尿管が破けて尿が溢れてしまったということ。意外にも緊急手術になることは稀。

0606 その⑥ 実は腹部大動脈瘤破裂だったというような尿管結石。

▶これが一番怖い。

0607 KUBは尿管結石のフォローアップには使っても、診断に使わないこと。

▶KUB単独では尿管結石の診断はできません。コラム「ERでのKUB」を参照。

0608 尿管結石は場所によってR1、R2、R3、U1、U2、U3で分類される。知っておくと電話でプレゼンしやすい。

▶すなわち腎実質内、腎盂腎杯結石、腎盂尿管移行部結石、上

部尿管結石、中部尿管結石、下部尿管結石。

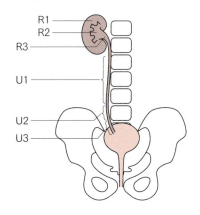

●急性陰嚢症

0609 **精巣捻転、精巣上体炎、精巣垂捻転、精巣炎など、陰嚢が痛む状態をひっくるめて急性陰嚢症という。**

▶ この中の、「精巣捻転かどうか」がERでキモとなる。まずはこれを否定することから考える。

＊大滝純司監訳：マイナーエマージェンシー. 医歯薬出版, 2009, p301-5.

0610 **精巣を救えないと将来の男性不妊の原因となる。**

▶ 命には関わらないが、一生に関わってしまう。急いで対応してあげて。

0611 **精巣捻転の診断はとても難しい。**

▶ 精巣捻転は血流障害。とにかく時間勝負だが、診断が容易ではない。よって、常に悪いほうに考えること。

0612 **精巣捻転かどうか迷ったら、泌尿器科への緊急コンサルトを早期に検討する。**

▶ そして泌尿器科も迷ったら、緊急試験切開術を選択する。

0613 **陰嚢への外傷で精巣捻転を生じることがある。**

▶外傷だから打撲で痛いのだろうと安易に考えてはいけない。中には捻転が隠れていることがある。

＊大滝純司監訳：マイナーエマージェンシー．医歯薬出版, 2009, p295-7.

0614 **精巣捻転でも、小児では「陰嚢痛」を訴えないことがある。**

▶たとえば乳児は「機嫌が悪い」、「嘔気・嘔吐」という主訴で、年少児は「お腹が痛い」という主訴で、そして思春期の子は「恥ずかしくてなかなか言い出せない」ということがある。

0615 **片方の精巣が壊死するともう片方の精巣も自己免疫反応で遅発性に障害されることがある。**

▶単純に精巣が半分になるだけでなく、さらにもう片方もやられて男性不妊の原因になるということ。

＊岩田充永監訳：ERエラーブック．メディカルサイエンスインターナショナル, 2012, p831-3.

0616 **外傷もないのに陰嚢に皮下血腫…？**

▶Bryant's sign。腹部大動脈瘤破裂の1.4%で出現。ほかにも体幹や腹壁や会陰の斑状出血が5%で出現するという。腹部から下で原因不明の皮下出血を見たら一度は後腹膜出血の可能性を考える。

＊Dargin JM, et al：J Emerg Med. 2011；40（3）：e45-8.

●陰茎疾患

0617 **持続勃起症には虚血性持続勃起症と非虚血性持続勃起症がある。**

▶陰茎海綿体の血液ガス分析で診断する。

＊Deveci S：Priapism In：UpToDate, Post TW（Ed）, UpToDate, Waltham, MA.（Accessed on April 15, 2016.）

3 泌尿器科 その他の診療科

0618 **虚血性持続勃起症は緊急疾患。長く放置すると機能不全をきたす。**

▶ 陰茎ブロック下に血液吸引をしたり、フェニレフリン希釈液で洗浄をしたりする。まあまずは泌尿器科に相談。

*北原浩監訳：救急・ERエッセンシャル手技. メディカルサイエンスインターナショナル, 2008, p126-30.

0619 **陰茎折症（penile fracture）は緊急整復の適応。早く治さないと勃起時に陰茎が曲がってしまい、性交できなくなることもある。**

▶ 診断はみれば一発。古典的にはeggplant deformityを呈する（腫脹、皮下出血、偏位でナス状になる）。

* Hartman RJ Jr：N Engl J Med. 2015；372（11）：1055.

●尿路感染症・性感染症

0620 **女性の無症候性細菌尿は基本的に経過観察。**

▶ ただし妊婦は治療対象となる。早産のリスクになるため。使える抗菌薬が限られるため注意。

*青木眞：レジデントのための感染症診療マニュアル. 第3版. 医学書院, 2015, p608-10.

0621 **男性の膀胱炎は異常事態。**

▶ 尿路の長い男性が膀胱炎を起こしたらそれはやはりおかしい。背景にある前立腺疾患、尿路奇形、性感染症、免疫学的問題などいろいろ考える。後日泌尿器科紹介も検討。

*青木眞：レジデントのための感染症診療マニュアル. 第3版. 医学書院, 2015, p610-1.

0622 **気腫性腎盂腎炎という泌尿器科救急疾患がある。**

▶ 糖尿病患者に起こることがある。見た目の通り、致命率が高い。治療は腎摘。

＊Chen CY：N Engl J Med. 2014；371（22）：e34.

0623 性感染症は10個ぐらいすぐに挙げられるように。
▶クラミジア、淋菌、梅毒、軟性下疳、尖圭コンジローマ、HIV、HBV、HCV、ケジラミ、カンジダ、膣トリコモナス。

0624 性感染症をみたらHIV感染症を考える。
▶性感染症は重複する。HIV感染症は都市部に多いが、地方にもある。

0625 クラミジア感染症を見たら淋菌感染症を。淋菌感染症を見たらクラミジア感染症を考える。
▶性感染症は混在していることがある。両方治す。

0626 性感染症患者を診断したらパートナーも治す。
▶柳の下にはドジョウは2匹いる。性感染症患者にはもうひとりの患者がいる。

0627 その女性のパートナーの男性は、女性だけがパートナーでない可能性がある。
▶いろいろな人がいる。

0628 クラミジアや淋菌。実際に治せる？
▶たとえばクラミジアはアジスロマイシン（ジスロマック®）、淋菌はセフトリアキソン（ロセフィン®）で治療。

0629 前文の抗菌薬。何系の薬かわかる？
▶抗菌薬は慣れれば難しくない。コツはまず名前をこまめに調べること。「商品名」と「一般名」と「分類（セフェム系など）」の3つをそれぞれその度にしつこく調べればすぐに覚えられる。

0630 陰部潰瘍を見たら感染性疾患と非感染性疾患を考えよ。

▶ つまり性感染症か、ベーチェット病or薬剤性or腫瘍（がん）。

0631 陰部潰瘍感染症の1位はヘルペス感染症（HSV）。

▶ でも梅毒（2位だが初期は見逃されやすい）と軟性下疳（3位だが多くはない）も忘れずに。

*Chimienti SN, et al：Approach to the patient with genital ulcers. In：UpToDate, Post TW（Ed）, UpToDate, Waltham, MA.（Accessed on April 15, 2016.）

コラム　ERでのKUB

　同じ疾患にもかかわらず、担当する診療科によって要求される検査がまったく異なるということが実診療ではときどきあります。

　たとえば「尿管結石に対するKUB」。KUBはKidney、Ureter、Bladderの頭文字を取ったもので、尿路を中心に撮影した腹部単純X線写真のことです。教科書には「尿管結石にはKUB」と書いてありますし、泌尿器科では代表的な検査の1つです。しかしERでは「尿管結石を診断するためにKUBを撮ることはまずない」と言っていいでしょう。

　尿管結石はKUBで見えるものもありますが、見えないものもあります。結石の種類、大きさ、部位などによって見えないことが普通にあるのです。そのためKUBで結石影が見えなかったからといって、尿管結石を否定したことにはならないのは有名な話です。

　また怖いのは、KUBで結石影が見えたというだけで尿管結石と診断することです。X線写真の情報は二次元です。腎や尿管に存在するように見えた結石影が実は胆石や糞石であったり、膀胱内に見えていた結石影がCTを撮ると膀胱外にある別の影（骨盤斑といったりします）であったということが少なくありません。KUBで結石影が見えたからといって安易に尿管結石と診断すると、その裏に隠れていた腹部大動脈瘤を見

逃していた、ということになりかねず注意が必要です。結石影が見えても本当に結石が尿路にあるかどうかは、CTのようなより詳細な画像検査でないとわからないのです。

　ではKUBはまったく役に立たないのでしょうか。そんなことはありません。前述のように泌尿器科ではよく使われています。尿管結石は診断された後、その石が順調に落ちてきているか、フォローアップをすることがあります。もしERで確実に尿管結石と診断され、かつその結石がKUBで映るものであったのならば、その後の泌尿器科でのフォローアップでは毎回CTを撮る必要はなく、安価で被曝量が少ないKUBで十分でしょう。

　疾患ではなく目的に合わせた検査を行うことが大切なのです。その後の患者さんと紹介先のことを考えた広い視野を初期研修で養っていきましょう。

Chapter 20
皮膚科

●軟膏・クリーム

0632 軟膏とクリームは違う。
▶簡単な判断方法としては、半透明なのが軟膏。白色なのがクリーム。それぞれ手触りや塗心地、皮膚刺激性の有無も異なる。

0633 クリームは刺激感が強い。
▶界面活性剤で水と油を混ぜたものである。刺激があるので潰瘍やびらんなど湿潤面への使用は控えたほうがよい。

＊浦部晶夫（編集），他：今日の治療薬2016 解説と便覧．38版．南江堂，2016, p1023.

0634 軟膏は使用期限に注意。
▶軟膏自体の使用期限ならびに開封後いつまでに使い切るかにも気をつける。

0635 軟膏をとるときは汚い手指でとったり、チューブを直接患部につけたりしない。
▶交差感染に注意。次の人に使えなくなったり、長期保管ができなくなったりする。きれいなへらを使うなど、直接触って汚染しないようにする。

0636 ステロイド軟膏の強さのレベルを知り使い分けられるようになること。
▶ストロンゲスト、ベリーストロング、ストロング、マイルド、ウィークの5種類ある。疾患や、体の部位による吸収のしやすさなどで使い分けがある。たとえば、吸収されやすい

顔や陰部にストロンゲストはよくない。ERでは強いのと弱いのを1つずつくらい知っておくと便利。

●皮膚疾患

0637 皮膚黄染は黄疸のほかに柑皮症のことがある。
▶両者の鑑別は比較的簡単。身体所見では、眼球結膜が黄染していたら黄疸、していなければ柑皮症。検査では、採血でビリルビンを見ればよい。

0638 柑皮症の原因はミカンだけではない。
▶カロテンの過剰摂取による。ミカンのほかにはニンジン、総合ビタミン剤など。筆者はカロテンを含有している黒あめの過剰摂取で柑皮症を発症していた症例をERで経験したことがある。

0639 「鱗屑のない深部のしっかりとした斑」＋「神経障害」があるときには次の鑑別を考える。
▶血管炎、サルコイドーシス、アミロイドーシス、悪性腫瘍、無痛性感染症（真菌や結核）。
＊Kapoor R, et al：N Engl J Med. 2014；371（23）：2218-23.

0640 意識障害のあるピンク色のドライスキンでは一酸化炭素中毒や抗ヒスタミン薬中毒を疑え。
▶でも一酸化炭素中毒はピンク色にならないことも多いので、それだけで否定しないこと。
＊Murali MR, et al：N Engl J Med. 2015；372（3）：265-73.

0641 変な皮疹をみたら一度は栄養障害を疑うこと。
▶つまり欠乏症や過剰症。ビタミン、亜鉛、ナイアシンなどを確認。

0642 薬疹を起こさない薬はない。
▶抗アレルギー薬やステロイドでも薬疹を起こすことがある。

0643 薬疹の既往歴を聞いたら、その薬の処方は避けるのが原則。
▶総合感冒薬などを処方するときに特に注意。数ある有効成分の1つにひっかかることがあるのに、調べることを怠ったがゆえに気づかずに処方してしまうことがある。

0644 用いた薬で薬疹やアレルギー症状が出てしまったら、患者さんに使用した薬を情報提供する。
▶そして皮膚科やアレルギー科を紹介。本当に薬疹か精査の依頼の検討を。

0645 皮膚剥離をみたら粘膜病変も確認。
▶粘膜病変は、眼、口腔、陰部で確認。

0646 皮膚剥離＋粘膜病変＋全身状態不良は皮膚科救急疾患の可能性。
▶Stevens-Johnson 症候群、中毒性表皮壊死症（TEN）などの重症薬疹のことがある。

0647 夜ふとんに入ったり、お風呂に入ったりすると全身が痒い。
▶疥癬（かいせん）の可能性（知っているとは思うが乾癬（かんせん）とは違う）。温まると痒くなる。非常にうつりやすく病棟閉鎖になることも。皮膚科へ相談。

0648 胸痛を起こす皮膚疾患2つ。
▶帯状疱疹は常識。掌蹠膿疱症（による胸肋鎖骨関節痛）はマニア好み。もちろん胸痛をみたら、ERではまず致死的胸痛

疾患の否定から入ること。

0649 指先の皮膚感染症には爪周囲炎や瘭疽（ひょうそ）などがある。
▶ 厳密には両者は異なる。瘭疽は指腹にできるものをいう。原因は黄色ブドウ球菌が最多。

●ヘルペス・帯状疱疹

0650 ヘルペス感染。HSV-1 は口唇歯肉周囲。HSV-2 は生殖器周囲。
▶ 指に出るヘルペス瘭疽や、レスラーや力士（コンタクトスポーツ）に起こる皮膚の剣状ヘルペスなどというのもある。

＊Izzo S, et al : N Engl J Med. 2014 ; 371 (17) : e25.

0651 HSV-1 感染症は主に赤唇部の外に起こる、とされている。
▶ でも赤唇部に起こることもあるし、歯肉炎や咽頭炎も起こし得る。

0652 帯状疱疹は皮疹よりも痛みが先行することが多い。
▶ そのため「後医は名医」になりやすい。可能性があれば、初診時に今後の皮疹出現の可能性を伝えておくとよい。

0653 帯状疱疹は片側の単独のデルマトームに出るのが普通。もし離れた部位に複数領域あったら？
▶ 帯状疱疹ではないか、もしくは帯状疱疹の汎発疹の可能性。

0654 帯状疱疹の汎発疹は空気感染し得る。
▶ 普通は起こらないので、本人の悪性腫瘍の検索や免疫状態の精査も必要。

0655 水痘発症のリスクがあるため、帯状疱疹患者との接触を避けたほうがよい患者がいる。
> 特に免疫抑制患者、妊婦、免疫のない母から生まれた乳児、28週以下 or 1,000g以下の出生児。すべての病変が痂皮化するまではうつしてしまう可能性がある。

0656 鼻先にある帯状疱疹はHutchinson's signと言って注意が必要。
> すなわち眼がやられ失明に至ることがある。

0657 帯状疱疹後神経痛を知ること。皮疹軽快後に難治性の疼痛が残ることがある。
> 痛みが強い場合、NSAIDsだけで頑張らずに、抗うつ薬、抗痙攣薬、硬膜外麻酔などを試すためにペインクリニックに早期に相談するという手がある。

0658 抗ヘルペスウイルス薬としてアシクロビル、バラシクロビル、ファムシクロビルがある。
> それぞれ特徴や様々な剤形がある。錠剤、顆粒、シロップ、ゼリーなども。錠剤でも粒の大きさが異なり、小さいものは飲みやすかったりする。

●虫刺症

0659 ERで押さえておくべき虫刺されシリーズ①　マダニ。
> ライム病、SFTS(severe fever with thrombocytopenia syndrome)に加え、虫体の取り方も押さえておこう（**0177〜0182**参照）。

0660 ERで押さえておくべき虫刺されシリーズ②　ツツガムシ。
> 刺し口がないか注目（と言っていても診断は難しいかもしれ

ないが……)。

0661 ERで押さえておくべき虫刺されシリーズ③　ハチ。

▶救急外来でみる虫刺症で一番多いかも。アナフィラキシーと針の残存が主な注意事項。痛い部位に「局所麻酔薬＋ステロイド懸濁液」局注がよいという話もある。

＊http：//www.wound-treatment.jp/next/question-0.htm（ホームページ新しい創傷治療）

0662 ERで押さえておくべき虫刺されシリーズ④　ムカデ咬傷。

▶42℃以上のやや熱めのお湯につけると痛みが和らぐと言われている。

＊http：//www.wound-treatment.jp/next/question-0.htm（ホームページ新しい創傷治療）

0663 ERで押さえておくべき虫刺されシリーズ⑤　蚊（国内）。

▶痒みについては、意外なところでセロハンテープが効くことがある（医療用がよければハイドロコロイド剤〔デュオアクティブ®ETなど〕を貼ればよい）。

＊http：//www.wound-treatment.jp/（ホームページ新しい創傷治療参照）

0664 ERで押さえておくべき虫刺されシリーズ⑥　mosquito（海外）。

▶海外だったらマラリアに注意し、日本だったら痒くなるくらい……だった。近年国内でデング熱が報告。

0665 ERで押さえておくべき虫刺されシリーズ⑦　ケムシ。

▶毛をどうやって取るかが問題。鑷子で取ったり、テープや接着剤で取ったり。ただし意外とうまくいかないことも多い。

＊大滝純司, 監訳：マイナーエマージェンシー. 医歯薬出版, 2009, p634-8.

コラム ERで押さえておくべき刺咬症

　本文では虫刺症の局所処置を中心に述べてきました。痛みや痒みなどで受診される患者さんも多いので局所の処置を知っておくことも大切なのですが、「刺されもの」では他に注意すべきことが3つあります。

　それは、「毒」、「アナフィラキシー」、「感染」です。

　「毒」による症状はその毒の種類により異なります。局所症状のほか、全身症状として、気分不快、嘔気、嘔吐、発熱、痙攣、意識障害など、症状もその程度も多彩です。

　毒は「アレルギー」の原因にもなります。「アナフィラキシー」は蜂刺されで有名ですが、様々な虫刺症や刺咬症で起こり得ます。ショックを起こしていないか評価をし、呼吸、循環動態の安定化、アドレナリン筋注や補液などを検討します。

　「感染」には刺された傷が化膿して二次的に起こる創部感染症と、その動物固有の病原体による動物由来感染症とがあります。

　動物由来感染症は、ただ知識として知っているだけでは駄目です。「マラリア」と聞いて、「蚊に刺されて感染」ということがわかるだけではなく、逆に「蚊に刺された」と聞いて、「マラリアやデング熱の可能性は？」と頭に浮かばないといけませんし、さらには「蚊に刺されませんでしたか？」と具体的に聞けるようにならないと臨床の現場で役に立たないのです。気づくことが、対応できるかどうかの分かれ目です。

　しかし、海外旅行や海外出張、海外からのペット輸入など、グローバル化が進んでいる現在、すべての虫刺症や動物由来感染症に精通するのは困難です。それぞれを覚えるよりは、「虫に刺された」、「動物に咬まれた」、「海外渡航歴あり」などのキーワードを聞いたときにひとつひとつ反応して調べられようになるのがよいでしょう。

　救急外来を受診する可能性のある虫刺症や刺咬症はそれほど多くはなく、地域性もあります。まずはあなたの病院で遭遇し得る「刺されも

の」について、長くいる先輩医師やベテラン看護師に聞いてみましょう。虫やヘビやクラゲなど、その地域で一般的なもの、有名なものについて勉強しておいてください。それで9割は戦えますのでご安心を。

コラム 患者さんが持ってきたものは…！

患者さん「先生、今日は虫にくわれたので病院に来たんですが」
私「ほお。何にくわれたんですか」
患者さん「これです」
と言って、その患者さんはカップに入った「それ」を見せてくれました。私はぎょっとしました。カップの中には所狭しと動き回っている「それ」がいたのです。足がいっぱい動いていました。ムカデでした。
患者さん「一応先生にも見てもらおうと思って」
そういってその患者さんは、「それ」の入ったカップを渡そうとしてきました。見えやすいようにご丁寧に透明なカップに入れてきてくれたので、嫌でも目に入ってしまいます。
私「も、もう結構です」
きっと、私の口調はきつくなっていたに違いありません。まさかムカデがでてくるとは思っておらず、寝耳に水でした。患者さんは、刺された虫があったほうが診断の手助けになると思い持ってきてくれたのですが、私は平静を装いながらもやや冷たい対応になってしまい、患者さんに申し訳ないことをしたと反省しました。
もし次に同じ患者さんが来たら、カップを手に取って、間近で体色や体長をよく観察しながら、「ああ、これはトビズムカデですね。日本最大級のオオムカデです。昆虫と同じ節足動物門ですが、多足類に分類されるので、厳密には虫ではありません。肉食で小動物を摂食します。攻撃的で動いているものに向かってくることもあるので注意が必要です。漢字では百の足と書いて……」などと余裕を持ってうんちくを語れるように……、はい、なれるわけないですね。

Chapter 21
歯科口腔外科

0666 顔面打撲などで歯が「すぽっ」と抜けたら適切に保存して歯科コール。
▶脱落歯は整復できることがある（1歳の乳歯でも）。保存は歯の保存液（ティースキーパー「ネオ」）を使う。

0667 歯根膜を乾燥させたり死滅させたりしたらアウト。
▶保存液を使用すると、うまくいくと数時間から十数時間、再植のための時間稼ぎができることがある。

0668 抜けた歯の歯根部に何かがついていてもごしごし洗ってはいけない。
▶歯根部には歯根膜がついている。この歯根膜を取ってしまうと歯は生着しない。歯根膜が残っているからこそ戻した歯が生着するのだ。歯はへたに触らずそのまま保存液に入れておけばよい。

0669 保存液がなかったら冷やした牛乳を使え。
▶冷やした牛乳は生食よりも保存能力が高いと言われている。
＊McTigue DJ：Evaluation and management of dental injuries in children. In：UpToDate, Post TW (Ed), UpToDate, Waltham, MA. (Accessed on June 12, 2016.)

0670 保存液も牛乳もなかったら唾液を使え。
▶自分の唾液につけておく方法がある。口の中に入れておいて保存する方法もあるようだが、誤嚥や誤飲の恐れがあるので、外には出したほうがよい。
＊McTigue DJ：Evaluation and management of dental injuries in children. In：UpToDate, Post TW (Ed), UpToDate, Waltham, MA.

(Accessed on June 12, 2016.)

0671 保存液の代わりに水道水は使ってはならない。

▶水道水はダメ。浸透圧の関係で歯根膜細胞が死滅する。

＊McTigue DJ：Evaluation and management of dental injuries in children. In：UpToDate, Post TW（Ed）, UpToDate, Waltham, MA. (Accessed on June 12, 2016.)

0672 オトガイ部打撲を見たら顎関節骨折を疑え。

▶オトガイ部を打撲すると、その衝撃は顎関節に伝わる。顎関節の脱臼や骨折を伴うことがある。

0673 顎関節脱臼は整復できるように。

▶母指を口の中に入れて下の奥歯に当て、下方向にゆっくり引っ張っていく。整復後は後日歯科口腔外科紹介。

0674 顎関節脱臼の整復のコツは？

▶コツはとにかく力を抜いてもらうこと。指を噛まれないようにガーゼを指に巻いたり、バイトブロックを使うこともある。また、術者による動揺歯の損傷や義歯の脱落に注意。

0675 顎関節脱臼は両側とは限らない。

▶片側脱臼もある。整復も両側同時にできるとは限らない。

Chapter 22
精神神経科

0676 心の問題と判断する前に必ず器質的疾患を除外せよ。
▶器質的疾患の思案なくして、安易な精神科紹介を慎むこと。

0677 急性アルコール中毒の診断は、それ以外の否定から。
▶よっぱらいは隠れた外傷に注意。隠れた病気にも注意。「飲み過ぎ」と診断されて、後で撮ったCTで脳腫瘍が発見された例を見たことがある。

0678 アルコール依存を見つけるCAGE questions。今では酒造会社のホームページにもある。
▶Cut down（飲酒量を減らそうと思ったことがあるか）、Annoyed（飲酒を批判されていらいらしたことがあるか）、Guilty（飲酒に対して罪悪感を感じたことがあるか）、Eye-opener（目が覚めて迎え酒をしたことがあるか）、の4つ中2つをみたしたらアルコール依存の可能性。でも臨床ではこんなこと聞かなくても、印象で「この人は依存だな」ってだいたいわかる。

0679 精神疾患の患者さんは痛みを訴えるのが苦手。
▶腹痛に対する身体所見など、当てにならないことがある。普段の感覚で考えないほうがよい。

0680 精神疾患の患者さんは無理をしてしまいがち。
▶多量飲水による低ナトリウム血症、水中毒は有名。筆者は「多量のコーヒー残渣様嘔吐」を主訴に救急搬送となった人が、本当に缶コーヒーを10数本飲んで受診したのを見たことがある。

0681 自殺未遂後で希死念慮がある人を精神神経科紹介前に帰さないこと。

▶帰宅後に次は「成功」して病院に運ばれてきてしまう。

0682 希死念慮がある人を決してひとりにしないこと。

▶病院内でもひとりにしてはいけない。本気な人はドアノブやカーテンレールに紐をかけて死のうとしてしまう。

Chapter 23
画像診断

● エコー

0683 あててみよう超音波。
▶ いまや腹部や心臓だけではない。骨折や脱臼、腱断裂、消化管異物、神経ブロック、創内異物、ライン確保など、応用は無限。いろいろやってみよう。

0684 ハンディタイプのエコーは便利。
▶ 持ち運びも簡単ですぐにさっとあてられる。画質は劣るがそれに勝る機動性。

0685 弘法筆を選ばず。でも研修医はエコーを選べ。
▶ 弘法大師ならどんな筆でもすばらしい字が書ける。研修医はエコーの描出が難しいときに、自分の腕のせいなのか、エコーの画質が悪いせいなのかわからない。しっかり見たいときはハンディタイプのものではなく性能のよいものを使うこと。

0686 エコーは非常に高い。特にプローブは絶対に落とすな。車が買えてしまうほどの値段。
▶ プローブは大切に。車輪でコードを踏んで断線させてしまう事故も少なくない。愛護的に。

0687 エコーの静止画プリントだけを見せられても信用できないことがある。
▶ エコーはもともと動画。静止画だけでは判断が難しい場合もあり、初期のうちは必ず慣れた施行者についてもらうように。練習して、練習して、ちょっとずつ信頼されるような実

力をつけていくしかない。

●放射線検査

0688 高齢者の胸部X線は評価が難しい。
▶加齢による胸郭の変形、長年を経て積もった胸部既往症、撮影時の不十分な吸気などで、陽性所見とも陰性所見とも言いがたい像を示すことがある。必要に応じてCTを追加しよう。

0689 頭部CTでは脳以外も見てみようシリーズ①　副鼻腔。
▶液体が溜まっていたら、副鼻腔炎、鼻出血、髄液漏、腫瘍、顔面骨骨折のサインなど。

0690 頭部CTでは脳以外も見てみようシリーズ②　乳突蜂巣。
▶含気があって左右差がないのが普通。骨条件が見やすい。液体貯留や左右差があったら、乳突蜂巣炎、側頭骨骨折のサイン、耳疾患（たとえば真珠腫性中耳炎や慢性中耳炎）など。

0691 頭部CTでは脳以外も見てみようシリーズ③　骨。
▶どうしても頭蓋骨内に目がいきがち。骨折がないかどうかもしっかり確認しよう。特に頭蓋底骨折や側頭骨骨折を見逃しやすい。たまに外骨腫が見つかることも。

0692 頭部CTでは脳以外も見てみようシリーズ④　外眼筋。
▶視野異常や眼球運動制限などが主訴だと確認が漏れにくいけど……。

0693 頭部CTでは脳以外も見てみようシリーズ⑤　眼。
▶眼球の損傷、水晶体の脱臼、眼内異物、眼球の後ろの血腫など。眼球内の異物を見るときには顔面CTで細かいスライスを見たり、眼球超音波が役立つこともある。

0694 頭部CTでは脳以外も見てみようシリーズ⑥　気体。
▶気脳症、血管内の空気（頭蓋内空気塞栓）、頭蓋底骨折のサインなど。

0695 頭部CTでは脳以外も見てみようシリーズ⑦　皮下。
▶血腫や異物、皮下腫瘍など。傷の縫合後にCTを撮ったら後で異物が残っていることがわかることもあり、とても気まずい。

0696 胸部CTを撮ったら胸だけでなく腹まで見ること。
▶発熱患者に肺炎疑いで胸部CTを撮ったら腹部に肝膿瘍が見つかることがある。

0697 腹部CTを撮ったら腹だけでなく胸まで見ること。
▶イレウス疑いで腹部CTを撮ったら胸部に誤嚥性肺炎が見つかることがある。

0698 造影CT前の確認事項として、喘息、腎機能障害、さらには糖尿病患者のビグアナイド薬内服歴にも気をつけよう。
▶医原性なのでこれらを起こしたらとても痛い。

0699 ビグアナイド薬内服中。造影CT撮れる？
▶重篤な乳酸アシドーシスになり、へたをすると命を落とす。止めておいたほうがよい。

0700 ビグアナイド薬の内服休止後、何日経てば造影剤を使用してもよい？
▶明確な基準はない（つまり上級医、複数科で協議が必要）が、ESUR（European Society of Urogenital Radiology）のガイドラインによれば、「eGFRが30〜60 mL/min/1.73m^{2}の場

合は造影剤投与48時間前に中止すること」とある。造影剤投与後もしばらくは内服休止に。

＊山本基佳, 著. 岩田充永, 編：レジデントノート増刊vol.14 No.11 救急診療のツボ. 羊土社, 2012, p217-23.

0701 造影剤腎症はできるだけ予防せよ。

▶避けられるのであれば造影剤の使用を避けるのが一番の予防。避けられなければ、十分な補液をして撮影。

0702 自尿のまったくない腎不全患者に対して「造影CT」は行ってよいか。

▶自尿があれば、その自尿が出なくなってしまうことがあるので要検討。自尿がまったくなければ腎機能障害への心配はいらない。

0703 CTの造影剤とMRIの造影剤は違う。

▶CTはヨード、MRIはガドリニウム。

0704 ガドリニウム造影剤は腎障害患者に使用すると腎性全身性線維症という難病を起こすことがある。

▶投与から数カ月、数年後に発症。皮膚が硬くなったり強い疼痛が出たり、怖い病気。

＊Daftari Besheli L, et al：Clin Radiol. 2014；69（7）：661-8.

コラム 頭部CTでは「脳以外」もみよう

「頭痛」の人をみて「頭蓋内疾患」だけを考えるのは素人です。たしかに「頭痛」の人をみたら、「くも膜下出血」や「髄膜炎」を否定しなければいけません。しかしERでいろいろな患者さんを診療できるようになるには、「頭痛」の人をみたときに「非頭蓋内疾患」も考えなければなりま

せん。たとえば、「一酸化炭素中毒」に気がつかなければ、帰宅後に再度具合が悪くなり今度は命を落とすかもしれません。また、「緑内障」は命にはかかわりませんが、失明の原因になります。「頭痛」の人をみたら「頭蓋内疾患」だけでなく「非頭蓋内疾患」も考えることで、より多くの患者さんを救えるようになるのです。

さて今度は頭部CTについてです。頭部CTを撮ったらどこを見ればいいでしょうか。もうおわかりと思います。「頭部CT」を撮って「脳」だけを見るのは素人なのです。「頭部CT」を撮ったら「脳以外」も見なければなりません。本文で挙げたような「脳以外」の異常を見つけられるようになると一歩上のステージへ上がったと言えるでしょう。外へ目を向けることで、これまで以上に様々なことがわかってくると思います。

この考えは他の画像検査の読影にも応用が利きます。たとえば、「胸部CT」で「腹部」を見ていますか？ 熱源精査のために「胸部CT」を撮って、上腹部に肝膿瘍が見つかることがあります。また、「腹部CT」で「胸部」を見ていますか？ 腸閉塞の評価のために「腹部CT」を撮って、下肺野に嘔吐で発症していた誤嚥性肺炎が見つかることがあります。

この読影の仕方はそれほど特別なことではありません。あなたは胸部X線写真の読み方が書かれている教科書や参考書を持っていますか？胸部X線は、CTよりも基本的な画像検査ですが、胸部単純X線写真の読み方について系統的に書かれている教科書には、「胸部X線写真は肺野や心陰影以外の縦隔や骨格などから見るようにしましょう」と書かれているものもあるくらいです。

あるものごとからいろいろな情報を引き出し、それを考えていくのがER診療の醍醐味の1つでしょう。近視眼的にならず、俯瞰的にものごとを捕えられるようになりましょう。

＊Goodman LR：Felson's Principles of Chest Roentgenology：A Programmed Text, 2版. Saunders, 1999, p39-59.

「左右対称＝異常がない」？

　診療では、左右を比較して異常の有無を判断する場面が数多くあります。呼吸音に差がないか、関節が腫れていないか、瞳孔に左右差がないか、腱反射の評価など、例を挙げれば枚挙にいとまがありません。もちろん両側に異常所見があったということもありますが、「左右差がない＝異常がない」と評価することも多いのではないでしょうか。

　頭部CTでも同じようなことが言えます。頭蓋内は胸部や腹部の臓器に比べて解剖学的な左右差が少ない場所です。そのため、脳出血や硬膜外血腫、脳腫瘍などをみるときに、「左右差がある」ということを見るだけで疾患を見つけられるため、初学者でも容易に異常所見を拾い上げることができます。

　その反面、初学者は左右対称に見える病変を見逃すことがあります。正中に病変がある場合（下垂体、大脳鎌など）や両側に異常がある場合などです。知っている人がみればすぐにわかるような大きな病変であっても、「左右差がない」というだけで「異常がない」と認識してしまうことがあります。

　頭部CTを読影するときには、異常を発見しやすい「左右差がある」病変だけでなく、「左右差がない」病変にも着目するようにしましょう。臨床ではこのように自分が陥りやすい間違いをあらかじめ認識しておくことで、ピットフォールを回避することができるのです。

Chapter 24
環境障害

●体温測定

0705 体温には末梢温と中枢温がある。

▶ 末梢温は皮膚温。中枢温は脳温/視床下部温（通常は測定不可）、鼓膜温、食道温（特に下部食道）、血液温、膀胱温、直腸温。

＊稲田英一（編集）：モニタリングのすべて（麻酔科診療プラクティス）．文光堂．2004, p168-71.

0706 普通の体温計では32〜42℃程度までしか測定できない。

▶ 真の低体温の診断には、専用の体温計の使用と中枢温の測定が必要。

0707 異常高体温、低体温の評価には中枢温の測定が必須。

▶ 皮膚温は末梢温で外気の影響も受ける。直腸温や膀胱温は頻用されており使用しやすい（腹腔洗浄や膀胱洗浄時などでは中枢温を反映しないので注意）。

＊佐藤秀貴, 他：LiSA. 2012；19（1）：64-7.
＊稲田英一（編集）：モニタリングのすべて（麻酔科診療プラクティス）．文光堂．2004, p168-71.

0708 鼓膜で中枢温を測る方法がある。

▶ 視床下部は内頸動脈の分枝で、鼓膜は外頸動脈の分枝でそれぞれ環流され、両者の血液温はほぼ同一と考えられているため脳温に近い。ただし適時測定が必要なため連続モニタリングには向かない。

＊稲田英一（編集）：モニタリングのすべて（麻酔科診療プラクティス）．文光堂．

2004, p168-71.

●熱中症

0709 熱中症は用語がわかりにくい。旧分類は以下の通り。

▶熱失神（heat syncope）、熱痙攣（heat cramps）、熱疲労（heat exhaustion）、熱射病（heat stroke）。日射病（sun stroke）なんていう場合もあった。

0710 日本では今は簡単。全部熱中症（heat stroke：英語は旧分類の熱射病と一緒）。

▶Ⅰ度、Ⅱ度、Ⅲ度。でもあまりクリアカットに分かれているわけではない。

●熱中症の新分類

新分類	症状	重症度	治療	旧分類
Ⅰ度	めまい、大量の発汗、欠伸、筋肉痛、筋肉の硬直（こむら返り）	軽症	通常は入院を必要としない →安静、経口的に水分とNaの補給	熱失神 熱痙攣
Ⅱ度	頭痛、嘔吐、倦怠感、虚脱感、集中力や判断力の低下	中等症	入院治療が必要 →体温管理、安静、十分な水分とNaの補給（経口摂取が困難なときには点滴にて）	熱疲労
Ⅲ度	下記の3症状のうちいずれか1つ (1)中枢神経症状 　意識障害、小脳症状、痙攣発作 (2)肝・腎機能障害 　AST、ALT、BUN、Crの上昇 (3)血液凝固異常 　急性期DIC診断基準（日本救急医学会）にてDICと診断	重症	集中治療が必要 →体温管理（表面冷却、血管内冷却） 呼吸・循環管理 DIC治療	熱射病

＊日本救急医学会（監修），日本救急医学会専門医認定委員会（編集）：救急診療指針．改訂第4版．へるす出版，2011，p534-40．

0711 熱中症の熱はクーリングで下げる。

▶ぬるま湯を霧吹きでかけて扇風機をあて、気化熱で奪う。ほかには体腔冷却や体外循環など。間違っても解熱薬で下げてはいけない。

0712 クーリングのしすぎでシバリング（震え）が出現することがある。

▶「冷やせばよい」と一概に言っても難しい。シバリングで逆に熱が上がらないように注意。

0713 強い筋肉痛が出る熱中症がある。

▶Ⅰ度熱中症のうちの熱痙攣。軽症に分類されるが体中の筋痙攣を起こすのでとても痛い。電解質補正を（特にナトリウム）。小児でよく起こる熱性痙攣とは違うのは言うまでもない。

0714 熱中症はみんな急速大量補液が必要なわけではない。

▶発汗が少ないタイプの熱中症がある。これは発汗が少なく脱水がないので、補液はほどほどでよい。

＊寺沢秀一：Dr.寺沢流救急診療の極意―自信がわき出る人気講義録．羊土社，2008, p186-203．

●低体温

0715 体温調節機能障害があり低体温になりやすい人がいる。

▶高齢者、インスリン依存性糖尿病、低栄養、アルコール・薬物依存、慢性疾患、薬剤性など。基礎代謝が低下し、震えや血管収縮で体温を維持できないことが原因。

0716 **室内にいるにもかかわらず、低体温になりやすい人がいる。**

▶寒冷地方では、意外と暖房をしっかり使っていない人も多い（こたつだけとか、一部の部屋だけとか）。筆者は、家の中でもコートを脱げないくらいの寒い部屋で往診したことがある。

0717 **低体温状態では「cold diuresis（寒冷利尿）」や「paradoxical behavior（奇異反応）」といった特異な状態が起こる。**

▶利尿による脱水傾向になる。また、32℃以下の低体温では視床下部が障害され、寒冷に対して逆に暑さを感じて服を脱いだりすることがある。

＊Sheridan RL, et al：N Engl J Med. 2009；361（27）：2654-62.

0718 **30℃以下の重度低体温では刺激で心室細動が誘発されやすい。**

▶乱暴な移動や雑な移動は避けるべき。必要な処置は行ってよい。

0719 **体の温め方には、保温、表面加温、中心加温がある。**

▶保温は濡れた衣服の除去や毛布など。表面加温は電気毛布やストーブなど。中心加温は気道加温、加温輸液、消化管洗浄、腹腔洗浄、体外循環式復温など。

0720 **低体温症は表面加温による急変があり得る。**

▶afterdropやrewarming shock（再加温ショック）。表面加温では四肢は温めずに体幹だけにすべきという意見もある。急激な復温は避け、1℃/h程度をめざす。急変したら体外循環による加温を考慮。

0721　afterdropは復温中に体温が低下する現象を言う。
　▶体表が温められ末梢血管が開いて、冷たい血液が中心循環に流入するために生じると言われている。

0722　rewarming shockは復温中に血圧が低下する現象を言う。
　▶低体温では循環血漿量が減少している。体表が温められ末梢血管が開いて、血圧が低下する。

0723　復温するまで死亡の宣告は避ける。
　▶ただし心肺停止時は温めても循環がないため、体温がなかなか上がらない。積極的に行うのならば体外循環による復温を考慮。

● 凍傷

0724　凍傷では皮膚を擦ったり、マッサージしたりしてはいけない。
　▶ぬるま湯で時間をかけて温める。

0725　凍傷は皮膚の問題だけではない。
　▶深在性のものでは血管内皮障害を生じ、末梢循環障害、血栓塞栓症を起こす。検査として血管造影がされたり、治療として血管拡張薬や血栓溶解療法が選択されることもある。
　＊Sheridan RL, et al：N Engl J Med. 2009；361（27）：2654-62.

● 溺水

0726　湯船での溺水。
　▶顔の水没の有無を家族や救急隊に確認すること。

0727　溺水は結果か、それとも原因か。
　▶溺水にいたった原因が何か、検索が必要なことがある。影

に、不整脈、てんかん、脳卒中、外傷、中毒（浴槽では一酸化炭素中毒も）などが隠れていることがある。

0728 溺水に関する用語が変更されて久しい。

▶用語が難しかった。今は使われなくなってきた用語もある。知らない人はいったん整理しておくとよい。

0729 drowning（溺水）とはimmersion（浸水）やsubmersion（浸漬・水没）の結果、呼吸機能障害に至る過程を言う。

▶immersionは気道入口部が液体に浸かった状態、submersionは気道を含む体全体が液体に浸かった状態をさす。

＊日本救急医学会 (監修), 日本救急医学会専門医認定委員会 (編集)：救急診療指針. 改訂第4版. へるす出版, 2011, p534-40.

0730 drowning（溺水）はnonfatal drowning（非致死性溺水）とfatal drowning（致死性溺水）に分けられる。

▶最近はnear drowningやwet/dry drowningという言葉は使わなくなってきた。

＊Szpilman D, et al：N Engl J Med. 2012；366 (22)：2102-10.

0731 溺水は、淡水か海水かの区別は臨床的にあまり意味がない。

▶淡水による溺水でも海水による溺水でも加療の内容は変わらない。

＊Szpilman D, et al：N Engl J Med. 2012；366 (22)：2102-10.

0732 冷水か温水かは臨床的に大きく変わる。

▶37℃から20℃の間では、1℃下がるごとに脳の酸素消費量が5%低下すると言われている。冷水だと脳の酸欠までの時間が稼げるので回復することがある。特に小児では諦めるな。

＊Szpilman D, et al：N Engl J Med. 2012；366（22）：2102-10.

0733 溺水患者にとって一番重要なのは気道の開通と呼吸である。そのため心肺蘇生もC-A-BではなくA-B-Cで行う。

▶慣れた救助者であれば陸地に着く前の浅瀬での人工呼吸開始が推奨されたり、初期の人工呼吸（rescue breathing）が2回でなく5回を推奨されていたりするものもある。

＊Szpilman D, et al：N Engl J Med. 2012；366（22）：2102-10.
＊American Heart Association（著），日本ACLS協会（監修），日本循環器学会（監修），バイオメディスインターナショナル（編集，翻訳），他：ACLS EPマニュアル・リソーステキスト．シナジー，2014，p377-88.

0734 水を吐かせる処置は不要である。

▶気道から水を出そうと腹部を圧迫したり、頭低位にすることは避ける。換気を遅らせ嘔吐のリスクが増える。

＊Szpilman D, et al：N Engl J Med. 2012；366（22）：2102-10.

●高山病

0735 日本では少ないが、登山ブームが高まり、今後の高山病の増加が懸念される。

▶2,500m以上の発症が多いが2,000m前半でも報告はある。一番の治療は早期の下山。

＊Bärtsch P, et al：N Engl J Med. 2013；368（24）：2294-302.

0736 高山病（high altitude illness）は急性高山病（AMS：acute mountain sickness）、高地脳浮腫（HACE：high altitude cerebral edema）、高地肺水腫（HAPE：high altitude pulmonary edema）を包括した疾患群。

▶重症例では脳浮腫（HACE）や肺水腫（HAPE）を起こすことは知っておこう。

＊山本基佳，他：日本救急医学会中部地方会誌．2015；11：7-12.

0737 HACEに対してはデキサメタゾンを用いよ。

▶予防にも治療にも有効と言われる。

0738 HAPEの本態は肺高血圧とそれによる肺胞からの毛細管漏出。

▶ニフェジピンやPDE阻害薬で肺動脈圧を下げる治療を。

Chapter 25
麻酔

●全身麻酔・局所麻酔

0739 全身麻酔(全麻)と局所麻酔(局麻)は、全麻のほうが患者のリスクは高い。
▶局麻のほうが呼吸や循環への影響は少ない。それでも「全麻がかけられないくらいきわめて全身状態が悪い」という人はそんなにはいない。まずは麻酔科に相談。

0740 手術をするかどうかを救急外来で安易に説明しないように。
▶手術をするのは外科系医師。適応ありと思っても、検討の結果適応がないということもある。外科系医師に相談する前に患者に手術を約束しないこと。トラブルになる。

0741 全麻か局麻かを救急外来で安易に説明しないように。
▶麻酔方法を決めるのは麻酔科医と外科系医師。

●局麻アレルギー・局麻中毒

0742 リドカイン(キシロカイン®)アレルギーの疑いのある人の多くは偽性のアレルギーと言われる。
▶そもそもアミド型なのでアレルギーは起こりにくい。偽性とはつまり、痛みによる迷走神経反射、局麻薬中毒、血管内注入など。アレルギーとしてもキシロカインに対してというよりは保存剤のメチルパラベンなどに対するものとも言われている。

0743 もし本当にリドカイン（キシロカイン）アレルギーだったらどうするか。

▶ メピバカイン（カルボカイン®）など他の局麻薬の使用を検討。当然アレルギー出現時に備えて準備も。

0744 アドレナリン含有リドカイン。アドレナリン含有の意味は？

▶ 血管収縮作用を期待している。血管が収縮すると出血しにくい。また血管が収縮すると血流が少なくなり、リドカインが局所に留まり全身に回りにくい。つまり効果が長引くのと、局麻中毒の予防効果がある。

0745 リドカイン（キシロカイン）の極量は知っておくこと。

▶ 一般的にリドカイン（キシロカイン）であれば4mg/kg（総量300mgを超えないこと〔つまり1％キシロカイン30mLまで〕）、アドレナリン含有リドカイン（キシロカインE）であれば7mg/kg（総量500mgを超えないこと〔つまり1％キシロカインE 50mLまで〕）。麻酔方法によっても多少は異なる。

＊Hsu DC：Infiltration of local anesthetics. In：UpToDate, Post TW（Ed）, UpToDate, Waltham, MA.（Accessed on June 29, 2016.）

0746 多弁は局麻中毒のサイン。

▶ やけに落ち着かず饒舌になってきたと思ったらそれは局麻中毒のサイン。先生の対応やトークがよかったからではない。

0747 局麻中毒時、重症例では心肺蘇生に準じた処置を。そしてオプションも知っておくこと。

▶ まずは局麻薬の投与中止。気道確保を始め、必要があれば蘇生のABC。痙攣のコントロールはミダゾラム。オプションとして脂肪乳剤による治療がある（次へ）。

＊竹浪民江：LiSA. 2015；22（6）：568-73.

0748 局麻薬が原因の心停止、低血圧、不整脈への対応として、lipid rescueがある。
▶ 20％イントラリピッド1.5mL/kg。追加は5分毎に2回まで。維持投与は0.25mL/kg/h、投与上限は10～12mL/kg/min。脂溶性の高い局麻薬を脂質相内に取り込むとも言われているがそう単純ではなく、詳しい機序はまだよくわかっていないようだ。

＊竹浪民江：LiSA. 2015；22（6）：568-73.

0749 脂肪を含んではいるが、プロポフォール（ディプリバン®）ではイントラリピッドの代替とならない。
▶ むしろ心抑制の危険があり避けたほうがよい。

＊竹浪民江：LiSA. 2015；22（6）：568-73.

●腰椎麻酔・腰椎穿刺

0750 腰椎穿刺前に穿刺後頭痛の話を必ずしておくこと。
▶ 頭痛の診断のために検査をして髄膜炎は否定的だったが、穿刺後頭痛が強くて帰宅できなくなった、ということがある。穿刺後頭痛は臥位だとよいが、起き上がると頭が痛くなるタイプの頭痛。

0751 脊椎レベルの解剖学的な目安を知っておくこと。
▶ たとえば、鎖骨下 Th2、乳頭 Th4、剣状突起 Th7、臍 Th10 など。神経診察、帯状疱疹の診断、腰椎麻酔のレベルの評価などに役立つ。応用が利く。

0752 腰椎穿刺の禁忌は？
▶ 占拠性病変を伴う頭蓋内圧亢進、穿刺部感染、協力が得られない患者、出血傾向、抗血栓薬内服状態……など。ただし必

要があれば専門科と協議して施行する場合もある。

0753 腰椎穿刺の穿刺場所の目印はJacoby（ヤコビー）線だけで決めてはならない。

▶脊椎は個人差がある。ヤコビー線だけでなく、上後腸骨棘から数える方法を併用すること（上後腸骨棘を結んだ線から頭側に触れていって、最初に触れた棘間がL5/S1）。

0754 腰椎穿刺では、針をそんなに頭側に向けなくてもよい。

▶腰椎レベルでは棘突起はほぼまっすぐ後ろ（背側）に伸びている。正確な骨格模型で確認しよう（安っぽいものではなく解剖学教室や整形外科教室にあるようなしっかりしたもの）。頭側に向けると逆に当たらなくなることも。

0755 穿刺前につけたマーキングは過信しすぎないこと。

▶マークは患者のちょっとした体勢の変化でずれる。一番正しいのはマークではなく、その人自身の解剖学的構造。穿刺直前にもう一度手で触って確認を。

0756 穿刺前の局麻の注射で靱帯の感触を捉えられるようになれ。

▶局麻の目的は痛みをとることだけではない。薬液の注入の手応えで靱帯の感触がわかる。靱帯を捉え、穿刺の方向を確かめよう。靱帯の感触があれば、その先にめざすもの（髄腔）がある。

0757 局麻薬注入の手応えを体で覚えること。

▶針先が靱帯を捉えていればシリンジを押しても硬くてなかなか薬液が入っていかない。針先が周囲の軟部組織にあれば薬液が容易に注入される。

Chapter 26
気道

●酸素投与

0758 救急外来での酸素投与方法（人工呼吸は除く）はとりあえず3つ知っておけ。

▶①鼻カヌラ。②マスク。③リザーバー付きマスク。これくらい知っておけばひとまずはよい。

0759 鼻カヌラやマスクによる酸素投与方法。それぞれの適正酸素流量を知っておくこと。

▶たとえばマスクで1L/minしか流さないようでは口をふさいでいるようなもの。また、鼻カヌラで10L/minは鼻が痛すぎる。

＊日本呼吸器学会肺生理専門委員会（編集），日本呼吸管理学会酸素療法ガイドライン作成委員会（編集）：酸素療法ガイドライン．日本呼吸器学会，2006，p25-48．

0760 酸素投与量の単位はLではない。

▶正式にはL/min。

0761 鼻カヌラ、マスク、リザーバー付きマスクの各酸素流量によって達成され得るFiO_2の目安は覚えておくとよい。

▶簡単に覚えられる。コラム「適正酸素流量について」、コラム「酸素流量と吸入酸素濃度の覚え方」を参照。

0762 前述のFiO_2の目安は、あくまで目安にすぎない。

▶普通の体格の人が穏やかに呼吸をした場合は使えるが、それ以外では参考にならないことも。コラム「適正酸素流量について」を参照。

0763 高濃度酸素投与をしてはいけない例（気をつけなければいけない例）を知ると、それ以外で酸素が使えるようになる。

▶ ERではCO_2ナルコーシス、パラコート中毒。未熟児網膜症の患児は普通のERではいないと思うが、一応これも。

0764 最近はあらゆる分野で不必要な酸素投与の有害性が指摘されている。

▶ 心筋梗塞、脳梗塞、敗血症……。ACLSでも自己心拍再開後はSpO_2 94％以上を目標に酸素濃度を下げることが適切とされている。

＊American Heart Association（著），日本ACLS協会（監修），日本循環器学会（監修），バイオメディスインターナショナル（編集，翻訳），他：ACLS EPマニュアル・リソーステキスト．シナジー，2014，p266．

コラム 適正酸素流量について

　酸素を供給する器具として、鼻カヌラ、マスク、リザーバー付きマスクがあります。今回は各器具の適正酸素流量と、各器具により達成される吸入酸素濃度のお話です。

　酸素療法時に、吸入酸素濃度が低くてよい場合は鼻カヌラ、もう少し濃度を上げたいときはマスク、さらに上げたいときはリザーバー付きマスクを選択し、それに応じて酸素流量を増やしていくことになります。

　各器具には適正な酸素流量があります。たとえば鼻カヌラでは6L/minを超える流量で用いることは推奨されていません。これは鼻から高流量の酸素が勢いよくシューシュー入ってくることを想像していただければわかると思います。鼻への刺激が強いのです。またどれだけ鼻から酸素が入ってきても、深呼吸をしたら口から入ってきた空気と混ざってしまうので、せっかくの酸素が薄まってしまいますね。こうした理由から「鼻カヌラ10L/min」という投与は避けるべきでしょう。

マスクはどうでしょうか。マスクでは鼻カヌラと逆で、酸素を低流量で流すことは推奨されておらず、5L/min以上の流量が必要と言われています。低流量ではマスク内に流入する酸素が少なすぎますので、口に手をあてて息をしているようなものでかえって苦しくなってしまいます。実際は3L/min程度でマスクによる酸素投与を始めてみてもSpO_2は上昇しますので、現場では低流量によるマスクが使われることもあるかもしれません。しかし呼気ガスを再呼吸してしまい$PaCO_2$が貯留する問題が指摘されており、注意しなければいけないでしょう。

　リザーバー付きマスクではさらに高流量の酸素が必要です。リザーバー（袋）にためた高濃度酸素を呼吸するというのが売りですが、低流量ではそもそもリザーバーが膨らまず意味がありません。呼気ガスを再呼吸して$PaCO_2$が貯留する恐れがあるのは酸素マスクと同様です。

　表には酸素流量と吸入酸素濃度の関係が書かれています。わかりやすいので、現場で用いてもよいです。ただしここにも落とし穴があります。例えばあなたがマスク6L/minで酸素投与をされていると想像してください。表によると達成される吸入酸素濃度は40〜50%程度です。今あなたがこの本を読んでいるときのように穏やかに呼吸しているのであれば、6L/min投与下での吸入酸素濃度は40〜50%程度でしょう。でも、もしもあなたにとても強い呼吸苦があって、呼吸がとても荒かったとします。「ぜーはー、ぜーはー」と呼吸数も1回換気量も今の何倍も増えている状態ではどうでしょう。深呼吸＋頻呼吸の状態では、6L/minだとあなたの換気量を満たすだけの十分な酸素供給ができません。足りない分はマスクのすきまから空気がどんどん入ってきてしまいます。つまり相対的に空気の取り込みが増えてしまうので、吸入酸素濃度は40%以下になってしまうことでしょう。

　このように必ずしも表の通りに一対一対応はしていないことは知っておいて下さい。患者さんの呼吸状態によって大きく左右されます。表はあくまで目安ですのでご注意下さい。

＊日本呼吸器学会肺生理専門委員会（編集），日本呼吸管理学会酸素療法ガイドライン作成委員会（編集）：酸素療法ガイドライン．日本呼吸器学会，2006，p25-48.

コラム 酸素流量と吸入酸素濃度の覚え方

　普通は人工呼吸管理中でないと正確な吸入酸素濃度はわかりません。しかし、あくまでも目安にすぎませんが、鼻カヌラやマスクでの「酸素流量と吸入酸素濃度の関係」が一般に広く知られています。表には数字がたくさん並んでいますが、前回のコラムの内容さえ思い出せば、実は覚え方は簡単です。

　まず前回のコラムの復習です。基本的に「鼻カヌラ→マスク→リザーバー付きマスク」の順で吸入酸素濃度が漸増していくのでした。そして鼻カヌラには鼻カヌラの、マスクにはマスクの適正酸素流量があり、「鼻カヌラ10L/min」という投与は避けるべきということでした。

　さてそれでは鼻カヌラによる酸素流量と吸入酸素濃度の関係から覚えていきましょう。まず酸素投与をしていない状態(酸素0L/min)、つまり空気のみで、空気中の酸素濃度を20%と見立てます。そしてそこから4%ずつ増えていく(4の等差数列になっている)と覚えればよいです。

●酸素流量と吸入酸素濃度の関係

	酸素流量（L/min）	吸入酸素濃度の目安（%）
鼻カヌラ	0	20
	1	24
	2	28
	3	32
	4	36
	5	40
酸素マスク	5〜6	40
	6〜7	50
	7〜8	60
リザーバー付きマスク	6	60
	7	70
	8	80
	9	90
	10	90〜

表を見たままですが、0（空気）、1、2、3、4、5（L/min）と増やすごとに、20、24、28、32、36、40（％）と4％ずつ増えていきます。鼻カヌラで6L/min以上の高容量は推奨されていませんので、鼻カヌラ5L/minで40％まで上げた後はマスクにうつります。

マスクはリザーバーの有無にかかわらず、流量を1L/min増やすごとに吸入酸素濃度も10％ずつ増えていく（10の等差数列になっている）と覚えます。つまりこれも表を見たままですが、5〜6、6〜7、7〜8（L/min）と増やすごとに、40、50、60（％）と10％ずつ増えていき、「10」と数字の切りがよいので覚えやすいですね。

最後はリザーバー付きマスクです。これが一番覚えやすいでしょう。リザーバー付きマスクは6L/min以上で使うことが推奨されています。6L/minで60％、7L/minで70％、8L/minで80％…と増えていくので、流量を10倍するだけで濃度になりわかりやすいです。

ただしこれらはあくまで目安であり、かつ患者の呼吸状態に影響されるので、リザーバー付きマスク10L/minでは100％に近いが100％ではないこと、リザーバー付きマスク12L/minにしても120％にはならないことは一応つけ加えておきます。

＊日本呼吸器学会肺生理専門委員会（編集）, 日本呼吸管理学会酸素療法ガイドライン作成委員会（編集）：酸素療法ガイドライン. 日本呼吸器学会, 2006, p25-48.

●血液ガス分析

0765 静脈血による血液ガス分析は便利。pO_2以外は参考値として使える。

▶その他のデータはほぼ使えて、問題になるような大きな差はない。動脈血と比べると静脈血では典型的には、pHは0.03〜0.04低く、pCO_2は6〜8mmHg高く、HCO_3^-は2〜4mEq/L低い。

＊柴垣 有吾：より理解を深める！ 体液電解質異常と輸液. 改訂3版. 中外医学社, 2007, p120-73.

*L. マーチン（著）, 古賀 俊彦（翻訳）：わかる血液ガス－ステップ方式による検査値の読み方. 第2版. 秀潤社, 2000, p207-19.

0766 静脈血による血液ガス分析は便利。アシドーシスやCO_2貯留の目安にもなる。

▶（機種により測定項目が多少異なるが）Hb、電解質、血糖などもすぐにわかるので、たとえば高血糖緊急症の頻回なモニタリングでも使える。

＊Gouveia CF, et al：Clin Med（Lond）. 2013；13（2）：160-2.

0767 静脈血による血液ガス分析は便利。動脈穿刺による患者さんのリスクを減らせるのがよい。

▶動脈穿刺の痛みや血腫形成のリスクを減らせる。

0768 その血ガス採血でひけた血液は動脈血？ それとも静脈血？

▶鑑別が難しいことがある。コラム「その血液が『動脈血である』と君は言い切ることができるか」を参照。

● 気道確保

0769 ラリンジアルマスクのような声門上デバイスは便利。

▶声門上デバイスは種類がいろいろある。プレホスピタルで入れられてから搬送されて来ることも。使い方を知っておくこと。

0770 喉頭鏡をうまく使えるように。

▶喉頭鏡さえあればなんとかなるように普段から使い慣れておこう。

0771 喉頭鏡以外をうまく使えるように。

▶喉頭鏡でなんともならない場合の奥の手を知っておくこと。

手持ちの駒は多いほうが絶対いい。エアウェイスコープ®、McGRATH™、トラキライト™（発売中止）、上気道デバイス（ラリンジアルマスクやi-gel™）など。

0772 気管チューブのサイズはミリメーター（mm）で表す。フレンチ（Fr）は誤り。

▶ 7Frなんていったら細めの電気コードくらいの細さ。挿管時に「7Frのチューブちょうだい」は恥ずかしい。

0773 カフの漏れを確認するときはパイロットバルーンにシリンジがついたまま確認しない。

▶ シリンジをいったん外さないと、パイロットバルーンの接続部の破損による漏れが確認できない。

0774 スタイレットはチューブの先端が気管内に入ったら少し抜く。

▶ スタイレットそのままでチューブを挿入すると気管壁を傷めることがある。

0775 食道挿管をしてしまったことはまあ許される（もちろんしないほうがよいけど）。でも食道挿管したことに気がつかないのは絶対に許されない。

▶ 気管内にチューブがあることを確認する方法を複数個知っておくこと。

0776 どうなれば確実に気管内にチューブがあると言えるのか。

▶ これさえOKなら絶対大丈夫、という方法は残念ながらない（多分ない。CTと気管支鏡くらいかな）。だから複数個の所見で確認。

0777 E_tCO_2 が検出されれば大丈夫でしょう？
▶ No。食道挿管でも E_tCO_2 が検出されることがある。有名なのは炭酸飲料を飲んだあとや呑気。

0778 挿管困難と喉頭展開困難は違う。
▶ 喉頭展開は比較的容易なのに挿管がうまくできないこともあるし、喉頭展開でうまく視野が得られなくても挿管は容易なこともある。わかるかな？

0779 挿管が難しくて仕切り直しとなった。2回目に挑む場合、初回の敗因と改善策を考えること。
▶ さもなければ2回目も失敗する。

0780 気管分岐部の角度は約70°（右が約25°、左が約45°）。
▶ 右の誤嚥性肺炎が多いのは有名。片肺挿管も右に入りやすい。でももちろん左（もしくは両側）でも十分起こり得る。

＊金子丑之助（原著）：日本人体解剖学（下巻）. 改訂19版. 南山堂, 1999, p257-60.

0781 100kgを超える男性。気管チューブは普通8.0mm以上を選択。でも実際は6.0mm（場合によっては5.0mm台）でもある程度は換気可能で維持できる。
▶ もちろん気道内圧は高くなる。気道狭窄で太いチューブが入らないときなどに考慮。

0782 気管内投与できる薬を一応知っておくこと。
▶ LANE（**L**idocaine、**A**tropine、**N**aloxone、**E**pinephrine）というゴロで覚える。数アンプル分を生食で薄めて投与したりする（最近はエビデンスの関係で行う機会はないかもしれないが……）。

0783 人工呼吸管理中に換気トラブルが発生したら、DOPE を確認。

● DOPE

Displacement　位置異常（気管チューブの抜け、もしくは片肺挿管）
Obstruction　閉塞（チューブの折れ曲がりや抜け、もしくは喀痰によるチューブ内の閉塞）
Pneumothorax　気胸（特に緊張性気胸）
Equipment failure　機器不良

その血液が「動脈血である」と君は言い切ることができるか

　動脈血採血をしようとして採取した血液が「動脈血」か「静脈血」かを判断するのは難しいことがあります。

　典型的には動脈穿刺時には、動脈独特のぷつっとした「穿刺感」があり、静脈よりも「高圧」なのでシリンジ内にすーっと血液が入ってきて、「色」も静脈の暗赤色ではなく動脈の鮮紅色です。採血結果で「値」を見るとpO_2が高く、pCO_2が低いです。しかし何事にも例外があります。

　「穿刺感」はあくまで感覚的なものであり、客観的な指標とは言えません。動脈壁を貫通してしまったり、動脈壁をかすめたりして近くの静脈から採血してしまっている可能性もあるでしょう。

　「高圧」はどうでしょうか。動脈圧は100mmHg以上、静脈圧は10mmHg程度なので圧の高さは参考になりそうです。ただERではショック状態や心肺停止状態の患者さんもいるため、シリンジ内へ流入する血液の勢いがない場合には静脈なので圧が低いのか、動脈なのに実際に低血圧のために圧が低いのか、判断に迷います。

　「色」は信用できるでしょうか。この話の流れからいくとこれも怪しそうです。呼吸不全状態では動脈血でも静脈血でも暗赤色になります。鮮紅色なら大丈夫かというと、たとえば吸入酸素濃度がきわめて高い場

合は静脈血のpO_2も上昇するため、色は鮮紅色に近づくのでこれも信頼できません。また高度の貧血状態では血液の色が肉眼的に「薄く」なります。一酸化炭素中毒やメトヘモグロビン血症など、血色素の色に影響を及ぼす病態もありますので、「色」も絶対ではないのです。

最後の砦、「値」はもう説明したとおり、呼吸不全や心肺停止状態では評価が難しいことがあります。

それでは動脈穿刺による採血は、「動脈血」か「静脈血」かをまったく判断できないのでしょうか。もちろんそんなことはありません。上述の注意点に気をつけて、動脈血らしさを慎重に確かめつつ判断すれば大丈夫です。また結果が出る前に、自分なりに結果を予想しておくことが大切です。どう考えても呼吸不全がなさそうな安定している人の採血でpO_2が低く出れば静脈採血を疑うきっかけになるでしょう。検査結果を予想すること、そして「偽陽性」や「偽陰性」に惑わされないよう常に疑う目を持って、怪しい場合には再検査や他の方法を考えること、つまり頭でいろいろ考えることが重要なのです。

Chapter 27
意識障害

0784 目撃のない意識障害で倒れていた患者。いつから倒れている？
- ▶ 最終元気時間（元気だった姿を最後に目撃された時間に対する筆者の造語）がいつなのかが1つのカギになる。聴取すること。

0785 いつから倒れているかは失禁の有無からも推測できる。
- ▶ 失禁（かつ尿閉）がなければそれほどは長くないのかも。失禁があれば、長く倒れていたか、もしくは痙攣直後。

0786 いつから倒れているかは体温からも推測できる。
- ▶ たとえば、「寒い外で長く倒れていた割には体温はあまり下がっていないな」とかそういう判断をする。

0787 いつまで普通に生活できていたのかは身体所見からある程度推測できる。
- ▶ たとえば、ひげの生え方、爪の手入れ、垢（入浴の有無）から推測できる。
- * Cooper CM, et al. N Engl J Med. 2015；372（5）：465-73.

0788 一過性意識障害。…原因がわからない。…TIA（transient ischemic attack：一過性脳虚血発作）か？
- ▶ 意識障害があったらむしろTIAは否定的。ただし脳幹領域のTIAは意識障害を発症し得る。

0789 一過性意識障害。…原因がわからない。…今度こそ（脳幹領域の）TIAか？

▶可能性はあるが、脳幹領域のTIAの場合、他の巣症状を伴うことが多い。

0790 縮瞳する意識障害の救急疾患。

▶『研修医当直御法度』には橋出血と有機リン中毒のことが書かれている。一歩先の研修医はさらにそこに麻薬中毒とテロ（神経ガス）を加えること。日本では少ないが鑑別診断には挙げてよい。

＊寺沢秀一, 他：研修医当直御法度 第5版. 三輪書店, 2012, p1-5.

Chapter 28
薬物

0791 薬を処方するとき、日本はまず1日量を記載し、それを何回に分けて内服するかを書く。
> 基本。「6錠 分3」であれば、「朝2錠、昼2錠、夕2錠で計6錠」という意味。「6錠3×」のようにも書く。「6錠×3」とは書いてはいけない。

0792 薬を処方するとき、アメリカでは1回量を書き、それを何回内服するかを書く。
> 1日量を最初に書く日本とは書き方が異なる。外国の処方例を見るとき、留学時などに役立つはず。

0793 投与方法の略語がある。投与回数編。
> 1日1回はQD（quaque die）、1日2回はBID（bis in die）、1日3回はTID（ter in die）、1日4回はQID（quater in die）、8時間おきはq8h（quaque 8 hora）と表現。

＊河合忠：医学略語辞典 第1版 第4刷. 日本臨牀社, 2004.
＊齋藤昭彦：医学界新聞 第2470号. 医学書院, 2002.

0794 投与方法の略語がある。投与経路編。
> 経口はPO（per os）、経鼻胃はNG（nasogastric）、静注はIV（intravenous）、筋注はIM（intramuscular）、皮下注はSC（subcutaneous）など。

＊河合忠：医学略語辞典 第1版 第4刷. 日本臨牀社, 2004.
＊齋藤昭彦：医学界新聞 第2470号. 医学書院, 2002.

0795 「半筒投与」の指示は気をつけたほうがよい。
> 「半筒（はんとう）」は、「三筒（さんとう）」と発音が似ており、間違いが起こる可能

性がある。

0796 10万倍（希釈）ボスミン®生食ガーゼって聞いたことがあるけど、これってどういう濃度のこと？

▶ ボスミン原液は1mg/1mL。これを1000倍ボスミンという。これを生食で100倍に薄めたのを10万倍（希釈）ボスミン生食という。それに浸したガーゼ。調剤でも解釈でも、濃度の間違いが起こりやすい。

0797 セフトリアキソン（ロセフィン®など）は肝排泄性抗菌薬の代表格。

▶ 1日1回投与で使われることもあり、開業の先生の外来などでもよく使われている。

0798 「NSAIDs＋ニューキノロン」に待った！　この組み合わせで痙攣が起こることがあるのは有名な話。

▶ 尿路結石＋膀胱炎や腎盂腎炎などで処方し得る組み合わせ。特に気にせず処方している人もいて多く起こるわけではないようだが、添付文書にもある以上、避けられるのであれば避けるべき。

0799 「炭酸水素ナトリウム（メイロン®）」＋「ヒドロキシジン（アタラックス®-P）」に待った！　配合変化が起きて白く濁る。

▶ （日本では）めまいで処方し得る組み合わせ。各薬の投与前後を生理食塩水でフラッシュしておくなど、配慮が必要。

0800 「炭酸水素ナトリウム（メイロン）」＋「グルコン酸カルシウム（カルチコール®）」に待った！　沈殿を生じる。

▶ 高カリウム血症で処方し得る組み合わせ。炭酸水素ナトリウムはpHを変えたり、炭酸塩をつくったり、様々な配合変化

がある。

0801 オメプラゾール（オメプラール®など）は生食や5%ブドウ糖以外の輸液と混ぜると紫色に変色することがある。

▶配合変化が多い薬。溶解液に注意し、投与前後にはラインを生食でフラッシュすること。

0802 フェニトイン（アレビアチン®）は強アルカリなので配合変化が多い。

▶pHが下がると結晶が析出する。また、急速静注で血圧低下や心停止のリスクがあるので、そちらも同様に注意。

0803 脂溶性の高い注射薬は水で希釈してはいけない。

▶たとえばジアゼパム（ホリゾン®）は「アセトンに溶けやすく、水にほとんど溶けない」などの性質を持つ。筆者は後期研修医時代にこのことを知らなかった。当時ドクターカーで小児患者を救急搬送中、痙攣を起こしたのでホリゾンを投与しようとした。「投与量が少ないから、水で希釈してから少量ずつ投与するか」と思い、ホリゾンを生食で10mL程度に伸ばしたら一気に白濁した。頭も真っ白になった。もう1本ホリゾンが積んであったので助かった。同じ経験をしないように。

0804 高齢者に安易に風邪薬や抗コリン薬を処方しないこと。

▶尿閉になって帰ってくることがある。

0805 高齢者に安易に睡眠薬や高用量の鎮痛薬坐薬を処方しないこと。

▶ふらついて転倒し、大腿骨頸部骨折で帰ってくることがある。

0806 ジクロフェナク坐薬（ボルタレン®サポ）の用量の目安は？

▶ 添付文書上は「成人は1回25〜50mgを」、「年齢や症状に応じ低用量投与が望ましい」とある。あまり少ないと痛み止めの効果が乏しいので、しっかり効かせてあげたいのであれば25〜50mgを使用すること。12.5mgでは心許ない。でもたとえば小柄なおばあちゃんに50mgを使用するとふらついて倒れることがあるので、ケースバイケース。

0807 眠気の副作用がある薬を使用したいが、車で来院している場合どうするか。

▶ 付き添いのドライバーがいるか、代行が使えるか、迎えに誰か来られるか、休んでから帰るかなどが代替案。ただし、他の交通機関で帰宅してもらう場合は病院に駐車料金の確認をすること（後日高額請求は困る）。

0808 咳止めのコデインリン酸塩の処方時にはいくつか注意事項がある。

▶ 連用による薬物依存が生じることがある。救急外来で長期投与はしてはいけない。禁忌や副作用を確認すること。

コラム 薬の規格はたくさんある

製剤は大小様々です。そのため「半筒を静注」という指示は間違いが起こる可能性があり、気をつけたほうがよいでしょう。

救急外来で使われる降圧薬の「ニカルジピン注射液（ペルジピン®）」を例にとってみると、この薬には2mg/2mL、10mg/10mL、25mg/25mLの製剤が存在します。濃度は同じですがアンプルの大きさに気をつけないと、2mg/2mLの製剤の半筒、つまり1mg/1mLを意図して出した指示が、25mg/25mLの半筒、つまり12.5mg/12.5mLと取り違えられる

恐れがあり危険です。

　薬の規格は複数あることは必ず知っておいたほうがよいでしょう。例に挙げたニカルジピンは小さいアンプルも大きいアンプルも濃度は1mg/mLで等しいですが、中には濃度も全然違う薬があります。こちらも例を示すと、昇圧薬であるドパミン塩酸塩注射液は600mg/200mLの製剤や、200mg/200mLの製剤、50mg/2.5mLの製剤などがあり、濃いものは希釈して用いることになります（ドパミン製剤をはじめ各種薬剤は種類がたくさんあるので使用前に必ずご確認ください）。

　このように、同じ薬であっても様々な大きさ、様々な濃度のものが出回っていることを知っておき、指示を出すときに混同されないように気をつけましょう。

コラム　薬の名前もたくさんある

研修医「先生、心肺停止です！薬の指示をください！」
上級医「よし。ボスミン®を投与だ！」
研修医「先生、ボスミンが救急カートにありません！」
上級医「何？　そんなことあるか。ボスミンだぞ。じゃあアドレナリンは？」
研修医「アドレナリンもないです！」
上級医「アドレナリンやボスミンが救急カートにないわけないだろ！」
研修医「でもありません。あっ、ノルアドレナリンならあります。」
上級医「それは別の薬だ。」
研修医「薬局に取りに行ってきます！」
上級医「誰だ！救急カートの薬を補充していないなんて……」
　（上記のやりとりはフィクションです）

　このフィクションの病院では商品名エピネフリンのアドレナリン製剤が採用されていました。カート内に薬は補充されていたにもかかわらず、カート内のエピネフリンという薬がアドレナリン製剤だと認識されず、上記のようなことが起こってしまいました※。

　薬の名前は、いろいろ覚えておいたほうがよいでしょう。覚えるのは

次の順がお勧めです。それは「一般名」、「自分の病院で採用されている薬の商品名」、「先発品の商品名（有名な商品名）」、「その他いろいろな商品名」の順です。

　医学部では「一般名」しか習いません。しかし研修医になって病棟に出た途端、薬の名前がすべて「商品名」で飛び交い、指示が出せなくなるというのは「研修医あるある」でしょう。筆者は研修医に成り立ての頃、電子カルテ操作方法の研修で投薬の仕方の説明を受けたとき、指導員の事務の方から「それでは先生、何でもいいので薬の名前を入力してください」と言われました。しかし「商品名」がまったく浮かばず、入れる名前入れる名前、すべて「一般名」だったようで、まったく電子カルテに認識されませんでした。「先生、どんな薬でも結構ですよ」などと言われながら、「商品名」を1つ挙げるのに5分もかかってしまいました。事務の方からは「この新しい先生は薬の名前も知らないのか」と思われてしまったようで、ひどく赤面したのを今でも覚えています。「一般名」の後には「自分の病院で採用されている薬の商品名」を覚えないと現場で指示が通らないのです。

　「先発品の商品名（有名な商品名）」、これはどうでしょう。院外研修などで他の病院に行くことはあり、「自分の病院で採用されている薬の商品名」が他の病院で使われていない場合に困ることがあります。やはり有名な商品名は押さえておいたほうがよいでしょう。

　「その他いろいろな商品名」までは完全に覚える必要はありません。使うときだけ覚えればよいです。筆者が勤めた「とある病院」では、短期間で院内採用品が2回も替わり、せっかく名前を覚えたあのマイナーな商品名はなんだったのか、とあきれてしまったことがありました。

　最近は「一般名」が「商品名」になっている薬も増えてきました。馴染みのあった「商品名」が使われなくなるかもしれない一抹の寂しさはありますが、「一般名」で指示が通るため、これからの世代のことを考えるとよい傾向のように思います。

　それにしても現場は薬剤名が多すぎて混沌としています。いつか冒頭のやりとりのような事故が起こらないことを……。

※2016年5月現在、心肺蘇生で使われるアドレナリン製剤は、商品名でボスミン注、アドレナリン注だけになります。かつて発売されていたエピネフリン、エピクイックなどのアドレナリン製剤は名称変更になり2016年5月現在はありません。

Chapter 29
輸血

0809 血小板輸血は取り寄せに時間がかかる。
▶血小板は寿命が短いため（使用期限が短いため）、院内においてあることは少ない。取り寄せるのに時間がかかる。

0810 新鮮凍結血漿FFPも時間がかかる。
▶なにしろ凍結しているため、解凍するのに時間がかかる。

0811 O型（−）の製剤はそうそうあるものではない。
▶日本では少ないRh（−）。

0812 異型輸血はできるだけ避けたい。
▶血液型だけでも合わせておくと違う。輸血する可能性がある人には早期に血液型検査を。

0813 異型輸血をすることはよほどのときのこと。
▶緊急時はやむをえないことがある。ただしよほどのことをするときは、する前に必ず上級医に報告すること。
詳細は日本麻酔科学会の「危機的出血へ対応のガイドライン」より「緊急時の適合血の選択」を参照（下記p4）。

＊(http://www.anesth.or.jp/guide/pdf/kikitekiGL2.pdf) 日本麻酔科学会ホームページ「危機的出血への対応ガイドライン」

0814 高カリウム＋腎不全患者に輸血したいが、輸血による高カリウム血症が心配。どうするか。
▶できるだけ新しい製剤（使用期限ができるだけ先の製剤）の選択、カリウム吸着フィルターの使用、輸血前後の透析の検討などが代替案。

Chapter 30
救急

●心肺停止・蘇生

0815 （治療可能なこともある）心肺停止の原因。6H6T。言える？

▶HとTばかりで非常に覚えにくい。でも全部想起できるように。

●6H6T

Hypovolemia　低循環血症
Hypoxia　低酸素症
H⁺ acidosis　アシドーシス
Hyperkalemia/Hypokalemia　高カリウム/低カリウム
Hypoglycemia　低血糖
Hypothermia　低体温
Tablet/Toxin　中毒
Tamponade, cardiac　心タンポナーデ
Tension pneumothorax　緊張性気胸
Thrombosis, coronary　心筋梗塞
Thrombosis, pulmonary　肺塞栓
Trauma　外傷

＊寺沢秀一, 他:研修医当直御法度 第6版. 三輪書店, 2016, p277-87.

0816 病棟で胸骨圧迫をするときは背板が入っているか確認する癖をつけること。

▶心肺停止に慣れているERと違い、病棟では背板が入っていないことも多い。ふかふかマットの上で胸骨圧迫をしても意味がない。

0817 除細動はパドルによる方法とパッド（シール）による方法がある。
▶ パッドのコネクタがつながっているのにパドルでショックをかけようとしたり、逆をしようとしたりしないこと。自分の病院の機種ではどうなっているのか、あらかじめコネクタの切り替え方を見ておこう（切り替えのつまみが意外と固く、初めてだと手間どることがある）。

0818 経皮ペーシング：「ぴくぴく動いているので作動しています」
▶ これはダメ。筋肉だけが動いていて脈拍に反映されていないことがある（ペーシングに乗っていないことがある）。筋肉をぴくぴくさせることが目的ではなく、脈拍をうたせることが目的。脈を触れよ。

0819 経皮ペーシング：「頸動脈が触れているので作動しています」
▶ これもダメ。ペーシング部位と首は近いので、頸動脈が触れているように感じるのは胸や首の筋肉がぴくぴくしているだけのことがある。ペーシングに乗っているかどうかはぴくぴくしていない鼠径などでも確認すること。

● **外傷**

0820 シートベルト着用時の事故による外傷。
▶ シートベルト痕に沿った受傷の確認。すなわち肩関節・鎖骨、肋骨、胸骨、反対側の肋骨、腹部内臓、骨盤の評価。骨の直下の内臓の評価も忘れずに。

0821 シートベルトをしていてもハンドルに顔面や胸部を打ち付けることがある。
▶ 身長の関係でブレーキペダルに足が届かず、ハンドルに密着

させて運転している人がいる。

0822 高エネルギー外傷のキーワードを知っておこう。

▶ 高エネルギーが体に加わったと考えられる場合を高エネルギー外傷という。同乗者の死亡、車外放出、車の横転、高所からの墜落、体幹部が挟まれたなど。

*JPTEC協議会テキスト編集委員会（編集）：外傷病院前救護ガイドライン JPTEC.プラネット，2005, p7-12.

0823 高エネルギー外傷のキーワードがあるのに検査しない、というのは心配。

▶ キーワードがあってもピンピンしている人は確かにいる。ただ、腹腔内出血などではしばらくしてからショックになることもある。検査しないならしないなりの根拠を示すこと。

0824 高エネルギー外傷でなくても外傷は注意。

▶ 転んで脇腹を打ったとか、階段1段から転倒とか、それほど高エネルギーでないと思われた症例でも脾臓が破れているなどということがある。診察とフォローアップを丁寧に。

0825 バックボードの固定は体幹から頭部へ、解除は頭部から体幹へ。

▶ 頭部だけ固定された状態だと頭部を軸に体が動き頸椎を傷めることがある。ベルトを外すときは必ず頭部が先。必要に応じて用手的頸椎固定や頸椎カラーも忘れずに。

0826 ログロールやフラットリフトはできるように。

▶ 現場では主導的に指示が出せるように。また、指示を出すときは、そこにいるメンバーがログロールやフラットリフトを知っているかを確認してから行うように。

0827 バックボードは一気に引き抜いてはいけない。

▶ログロールやフラットリフトで体が離れた瞬間に一気にがばっと引き抜く人がいるが、これは危ない。ベルトやライン類、コード類がボードに引っかかっていないかを見ながら、手早くしかし確実に抜くこと。

●縊頸

0828 縊頸（いっけい）。体は完全に浮いているか？

▶全体重が索状物にしっかりかかって体が完全に浮いている状態を定型的縊頸（縊首）、それ以外を非定型的縊頸（縊首）という。

0829 縊頸をみたら頸椎損傷、動脈損傷を疑え。

▶全身症状、気道や脳障害を評価するのは当然。

●災害医療

0830 災害発生時に情報収集や適切な行動をとることができず困るであろう人達のことを災害弱者という。

▶CWAPと覚える。

●災害弱者CWAP

Children 子ども
Women 女性、妊産婦
Aged people 高齢者
Patient/Poor people 患者/貧困者

●脳死・死後の問題

0831 脳死移植は想像以上に大変。

▶本当に大変。個人的には推進も否定もしないが、ご本人にその希望があればできるだけ叶えてあげたい。そのためには院内で十二分なシミュレーションが必要。

0832 ペースメーカが入っている人がお亡くなりになるときはどうなるのか。
▶最終的にはペースメーカ波形のみが残り、QRS波形が出なくなる（それまでに時間がかかることがある）。

0833 ペースメーカが入っている患者さんがお亡くなりになったときは、死後の処置でペースメーカを取り出すことがある。
▶ペースメーカは火にかけると小爆発を起こす。

0834 ペースメーカが入ったまま火葬する場合はご遺族と火葬場の人にその旨を伝えておく。
▶火葬場で大きな音がしたり、お骨が傷んだりするため。

0835 ペースメーカを取り出したときは密に縫合する。
▶縫合が粗だと後で出血してご遺族や業者に迷惑や心配をかけることがある。

Chapter 31
中毒

●中毒一般

0836 採血でCKを見ておいたほうがよい中毒を知っておこう。

▶薬剤性の横紋筋融解として、覚醒剤などの違法ドラッグ（アンフェタミン、フェンサイクリジン、コカイン）、抗ヒスタミン薬、抗精神病薬、麻薬、脂質異常症薬、コルヒチンなどがあるため。

＊Cline D, et al：Tintinalli's Emergency Medicine Manual 7版. McGraw-Hill Professional, 2012, p256-7.

0837 採血でChEを見ておいたほうがよい中毒を知っておこう。

▶有機リン中毒ではChEが1桁レベルまで下がる。ほかには著明な縮瞳が発見のサイン。

0838 中毒を診断したら特異な治療薬、拮抗薬がないか検索。

▶自分の知らない拮抗薬が見つかり、治療が劇的に進むことがある。

0839 内服の拮抗薬を投与するときは活性炭との優先順位を考えよ。

▶せっかく投与した拮抗薬が一緒に入れた活性炭に吸着されては意味がない。

0840 中毒診療では二次被害も防げ。

▶揮発性のもの、経皮吸収されるものの場合、患者さんの衣服

についていた物質や胃洗浄の廃液など思いもよらぬところからスタッフが曝露されることがある。

0841 尿検査で行う薬物中毒検出用キット(トライエージ®など)は偽陽性に注意。

▶ リン酸コデインやマオウを含む感冒薬などでモルヒネ系麻薬や覚醒剤検出ゾーンが偽陽性になることがある。闇雲に検査するとその結果に振り回されることに。総合的な判断が必要。

●胃洗浄・活性炭

0842 胃洗浄は「服毒後1時間以内」、かつ「毒性の高い物質や大量服毒患者」に対する処置として限定されてきており、胃洗浄の対象となる患者が減ってきた。

▶ 一方、腸管蠕動抑制薬、胃で塊をつくりやすいもの(サリチル酸など)では時間が経過していても回収できることがある。必要なときには実施できるように。

*日本救急医学会(監修), 日本救急医学会専門医認定委員会(編集):救急診療指針. 改訂第4版. へるす出版, 2011, p522-7.

0843 活性炭は飲める。

▶ 1g/kgを目安に水や下剤で懸濁液をつくり自分で飲んでもらう。意識障害時や内服が難しい場合は、胃管を通して投与(その場合は気管挿管をして確実な気道確保を)。

0844 活性炭に吸着されない物質を知っておこう。

▶ アルコール類(エタノール、メタノール、エチレングリコール)、強酸、強アルカリ、フッ化物、臭化物、カリウム、リチウム、鉄、硫酸鉄、ヒ素、ホウ酸など。

*日本救急医学会(監修), 日本救急医学会専門医認定委員会(編集):救急診療指針. 改訂第4版. へるす出版, 2011, p522-7.

0845 活性炭懸濁液をうまくつくれるかどうかで、部署内での評価が変わる。

▶活性炭は周りを汚染しやすい（黒い粉が散乱しやすい）。作成時に白衣やシーツを汚してしまうとスタッフの視線が非常に痛い。

● **アセトアミノフェン中毒**

0846 アセトアミノフェンは中毒量が少ない（150mg/kg）。肝臓がやられる。

▶アセトアミノフェン単剤の飲みすぎだけでなく、これが含まれている総合感冒薬の過量服薬などでも、容易に中毒量に達するので注意。

0847 Rumack-Matthew（ルーマック・マシュー）のノモグラムを知っておこう。

▶アセトアミノフェン摂取後からの経過時間とそのときのアセトアミノフェン血漿中濃度から、アセチルシステインを投与したほうがよいかどうか判断するためのノモグラム。有名。

0848 血漿アセトアミノフェン濃度はアセトアミノフェン摂取4時間後以降に提出すること。

▶4時間前では血漿濃度がピークに達していない可能性があるため。もちろん治療は早期から行うことを検討する。

0849 N-アセチルシステイン内用液が治療薬。

▶硫黄が含まれているのでとにかく硫黄臭い。これを添付文書通りだと4時間ごとに18回も飲まなければならない。

0850 N-アセチルシステイン内用液。飲んだりなめたりしたことあります？

▶とても飲めたものではなく嘔気・嘔吐がほぼ必発。添付文書

にもソフトドリンクと混ぜて希釈することとある。（意識がしっかりしていれば）希釈して、鼻つまんで一気に飲んで、さらに飲み物で流すしかないのかなあ。

0851 日本にはN-アセチルシステインの注射薬がない。

▶ 飲めなければ胃管から投与することを考慮。

●一酸化炭素（CO）中毒

0852 血ガスをとったら普段からCOHbをチェック。CO中毒を疑っていなくても、日頃当たり前のように書かれている数字を見る習慣をつけよ。

▶ 普段からCOHbを見る習慣を。5〜10%程度なら喫煙者でもあり得る。10%以上なら異常。普段から見ておかないと、せっかく血ガスをとったのにCOHbを見逃すことがある。

0853 頭痛がして体がだるい。どこか具合が悪い。インフルエンザ？　…でも熱がないなあ。

▶ COを測定（パルスCOオキシメトリでSpCO、もしくは血ガスでCOHb）。とにかく疑わないと見つけられない。

0854 CO中毒に精通すること。治療は？

▶ 高濃度酸素投与（リザーバーマスクで10〜15L/min）。適応に賛否はあるが、高圧酸素療法もある。

0855 CO中毒で心筋虚血が起こる場合がある。

▶ COはO_2（酸素）の240倍の力でHbにくっつく。酸素結合が障害されれば組織への酸素供給不足（虚血状態）が起こるのは想像に難くない。つまりCO中毒の評価では心電図が必要な場合があるということ。

0856 冬の時期、頭痛、倦怠感、めまい、ふらつき、ぼーっとする、どこか調子が悪い、風邪っぽいなどはすべてCO中毒を疑え。

▶ しつこいが、疑わないとわからない。疑えば診断は比較的容易。

0857 CO中毒。酸素投与後、そのまま帰宅、終了にしないこと。

▶ 1～2週間後に遅発性の神経障害が起こる。パーキンソニズムとか高次機能障害とか。フォローアップはすること。

0858 COHbが低くても実は重症であるという症例が存在する。

▶ 曝露後かなり時間が経ってから病院に来た場合（病院に来るまでに空気による換気でCOが洗い出されている）、かなり長時間曝露され続けた場合（現場で意識障害を起こし長時間発見されなかった場合）など。

0859 火災現場からの搬送。COHbが高値だった。

▶ ほかに、壁材燃焼などによるシアン中毒合併の可能性は？合併している場合は治療にジレンマが出る。シアン中毒を治したいので亜硝酸塩でメトヘモグロビン血症をつくりたいが、CO中毒もあるので酸素化を悪くしたくない……。でも今はヒドロキソコバラミン（シアノキット®）があるので、これの使用を考慮。

0860 COの半減期はroom airで6時間。

▶ 100%酸素下で90～120分、高圧酸素で23分、と言われる。

0861 COHbは静脈血の血液ガス分析でもよい。

▶ 動脈血と静脈血で差はない。

● 有機リン中毒

0862 有機リン中毒の症状として、SLUDGE/BBB や DUMBELS は有名。

● SLUDGE/BBB と DUMBELS

SLUDGE/BBB
 Salivation　唾液分泌、流涎
 Lacrimation　流涙
 Urination　尿失禁
 Defecation　便失禁
 Gastric Emesis　嘔気、嘔吐
 Bronchorrhea　気管支漏
 Bronchospasm　気管支痙攣
 Bradycardia　徐脈

DUMBELS
 Defecation　便失禁
 Urination　尿失禁
 Miosis　縮瞳
 Bronchorrhea/Bronchospasm/Bradycardia　気管支漏/気管支痙攣/徐脈
 Emesis　嘔気、嘔吐
 Lacrimation　流涙
 Salivation　流涎

＊Bird S：Organophosphate and carbamate poisoning. In：UpToDate, Post TW（Ed）, UpToDate, Waltham, MA.（Accessed on June 28, 2016.）

0863 SLUDGE/BBB と DUMBELS にはニコチン様症状と中枢神経症状は含まれていない。

▶ニコチン様症状として、脱力、麻痺、線維束性収縮（筋攣縮）、中枢神経症状として、痙攣、無気力、中枢性呼吸抑制、昏睡などがある。

＊Bird S：Organophosphate and carbamate poisoning. In：UpToDate, Post TW（Ed）, UpToDate, Waltham, MA.（Accessed on June 28, 2016.）

0864 有機リン中毒では縮瞳ではなく散瞳することもある。

▶ムスカリン様作用が強く出れば縮瞳し、ニコチン様作用が強く出れば散瞳する。他の部位も同様（徐脈と頻脈など）。ただしどちらかというと副交感神経作用が前面に出る。

0865 有機リン中毒に対するPAM（pralidoxime、パム）は使うならできるだけ早く使い始めること。

▶有機リンはアセチルコリンエステラーゼ（AChE）をリン酸化して失活させるが、PAMはこのリン酸化を外し、AChEを再活性化させる。有機リン曝露から時間が経つとリン酸化が不可逆的になり（Aging〔エージング〕という）PAMが効かなくなってしまう。

0866 アトロピンはムスカリン受容体にしか作用しない。

▶つまり、呼吸筋麻痺など、ニコチン様作用に対する症状には無効。

0867 アトロピンを使う場合、瞳孔径や脈拍の改善は治療の的確な指標にはならない。

▶気道分泌物の減少や気管支攣縮を治療の目的として量を調節すること。

0868 アトロピンを使うと腸管運動は抑制される。

▶腸管からの排泄が遅れることを懸念して、有機リン中毒で無闇にアトロピンを使わないこともある。

0869 有機リン中毒様患者では、化学兵器、神経毒ガスによるテロの可能性に気をつけよ。

▶松本サリン事件、地下鉄サリン事件の教訓は忘れてはならない。

●アルコール関係

0870 AIUEOTIPSのAは「alcohol」。できる初期研修医は3つ挙げること。

▶エタノール、メタノール、エチレングリコール。

0871 AIUEOTIPSのAは「alcohol」。できる後期研修医は4つ目を挙げること。

▶4つ目はプロピレングリコール。食品添加物、溶解補助剤などに含まれている。海外ではロラゼパム注射薬中毒で鑑別に挙がる。

0872 メチルアルコール（メタノール）中毒。有名な標的臓器は？

▶眼。失明する。「眼散る」アルコールって覚えませんでした？ ほかには中枢神経、消化器症状、代謝性アシドーシス。

0873 メチルアルコール（メタノール）中毒の治療は？

▶2014年まではエチルアルコールで治療（エタノール／酒／ビール／焼酎／ワイン／ウイスキー／ハイボール／スピリッツ／ラム／ブランデー……細かい具体例は冗談だよ。念のため）。2015年からはホメピゾールが使えるようになった。血液透析も必要。

●その他

0874 抗うつ薬過量服薬による頻脈性不整脈や心停止。特別な治療は？

▶通常の救命処置に加え、三環系抗うつ薬中毒の場合は尿のアルカリ化を図る。

0875 **マグネシウム中毒。拮抗薬は？**

▶カルシウム製剤（カルチコール®）。子癇の治療で硫酸マグネシウム製剤（マグネゾール®）を使っていたら、使いすぎて中毒に……ということなどがある。

● **生物毒**

0876 **マムシには血清治療がある。**

▶中等症、重症例では積極的に使う。軽症例での使用については議論があるようだ。使用時はアナフィラキシーに注意。

0877 **フグ毒はテトロドトキシンとして有名。**

▶呼吸筋麻痺で死ぬ。人工呼吸で呼吸のサポートを。

0878 **テトロドトキシンは血清、または尿で検査する。**

▶特に尿中には長時間検出される。血中濃度と重症度が相関すると言われている。

0879 **ヒョウモンダコという毒ダコがいる。**

▶テトロドトキシンを持つため、噛まれたときに口で毒を吸い出してはいけない。

＊日本救急医学会（監修），日本救急医学会専門医認定委員会（編集）：救急診療指針．改訂第4版．へるす出版，2011, p541-5.

0880 **スベスベマンジュウガニという毒ガニが日本にいる。**

▶ユニークな名前とは裏腹にフグ毒（テトロドトキシン）と麻痺性貝毒（サキシトキシン）を同時に持つ恐ろしいカニ。

4

マナーと心得

- ㉜ 問診と診察・診断
- ㉝ 診療の心得

Chapter 32
問診と診察・診断

●問診に関すること

0881「最近風邪気味」というのは2つ突っ込みどころがある。
- 1つは、「最近」というのが具体的に何日、何週間前のことなのか。もう1つは「風邪気味」というのは具体的にどういう症状をさしているのか。

0882「もともとお腹が弱いんです」というのは2つ突っ込みどころがある。
- 1つは「もともと」というのが生下時からなのか、それともある時期からなのか。もう1つは「お腹が弱い」というのは具体的にどういう症状をさしているのか。

0883「わきが痛みます」…わきってどこ？
- 痛いのは、腋窩？　それとも側胸部？　もしかして側腹部？

0884「嘔吐は今までも何度かあったんです」…「今までも」嘔吐とは？
- 数年前？　ここ1年で1カ月おきに嘔吐？　3日前から2〜3回？　それによってその後考えることが違う。

0885「最近腰が痛くて」…「最近」とはいつか。
- ここ数日を最近と言う人もいるしここ1年を最近と言う人もいる。「最近ってだいたいいつ頃からですか」と聞くこと。同じようなキーワードに「急に具合が悪くなって……」とか「前はもっと元気で……」などがある。

0886 排便のことを聞くときは普段の排便習慣を聞くように。

▶毎日便通がある人が突然5日間出なくなったらそれはおかしい。でも3〜4日に1回の便通の人がそうだったら、それほどおかしくない。あなたの排便習慣は？

0887 嘔吐、腹痛、下痢や便秘は、発症の時間経過を詳しく聞くこと。

▶たとえば、嘔吐してからお腹が痛くなっている人はあまり虫垂炎らしくない。嘔吐してからも普通に便が出ている人はイレウスらしくない。などと判断することがある。

＊Natesan S, et al：Emerg Med Clin North Am. 2016；34（2）：165-90.

0888 体重と体重変化を聞くときは最後に測ったのはいつか、ここ1年や2〜3カ月の変化はどうかを聞くと役立つことがある。

▶糖尿病科的には「これまでの最大の体重は？」なんてのも問題になるのかも。ベルトの穴なんかも目安になることがある。ただし救急外来で役立つことは多くはない。

0889 内服薬から既往歴を想像しろ。

▶抗痙攣薬を内服していたらてんかんの既往あり？　バイアスピリン®を内服していたら脳虚血や心筋虚血歴あり？

0890 既往で「銃撃を受けたことがある」、「戦時中に不発弾で負傷」。…何を考える？

▶体内に金属が残っていることがある。MRI撮影時に注意を。

0891 「ヘルニア」の既往と聞いたら、どこのヘルニアか気にすること。

▶鼠径ヘルニア、椎間板ヘルニアが一般の人の考えるヘルニ

ア。腹壁瘢痕ヘルニア、脳ヘルニア、横隔膜ヘルニア、中には心臓ヘルニアなんてものもある。

0892 家族歴は詳細に聴取するのであれば、「祖母に○○病」は不適当。

▶ 遺伝疾患を考えなければならないので、聞くのであれば父方か母方かを聞く。

●身体診察・バイタルサインに関すること

0893 誤嚥性肺炎の患者さんの診察では、胸だけでなくお腹もみること。

▶ イレウスなどで嘔吐し、二次的に誤嚥性肺炎を起こしている患者さんがいる。

0894 呼吸数を測定できるようになること。

▶ 被験者に意識させずに呼吸を評価できるようになること。「さあこれから呼吸数を測りますからね」なんて言ってはいけない。

0895 呼吸数を聴診しながら測定してはいけない。

▶ 聴診すると、深呼吸、過呼吸になる人がいる。呼吸数も不正確になる。

0896 呼吸数を「凝視して」測定してはいけない。

▶ あまりじろじろ見ていると勘違いされる。気をつけて。

0897 呼吸数は15秒測定して4倍、…では誤差が大きすぎる。

▶ それにこれだと呼吸パターンがわからない。最低30秒。できれば1分。その後も機会があれば呼吸パターンをみること。

0898 経皮的酸素飽和度（SpO$_2$）モニタがあてにならない代表格その①　マニキュア。

▶マニキュアを落としてもよいが、他の対策としては、足趾や耳につけたり、90°回して横からつけてもよい。

0899 SpO$_2$モニタがあてにならない代表格その②　一酸化炭素中毒。

▶SpO$_2$が実際よりも高く表示されてしまう。血ガスでCOHb測定、もしくはパルスCOオキシメトリを使用。

0900 SpO$_2$モニタがあてにならない代表格その③　メトヘモグロビン血症。

▶SpO$_2$が85%に近づく。救急で出会うとしたら、硫化水素中毒治療後（亜硝酸製剤使用後）やニトロ製剤使用後か。

0901 身体所見にも感度、特異度、尤度比がある。

▶どの身体所見がどれだけ有用なのか意識するように。次の参考文献が詳しい。

＊柴田寿彦（翻訳），他：マクギーの身体診断学．改訂第2版．診断と治療社，2014, p6-16.

0902 尤度比をイメージできるようになること。

▶1より大きな尤度比を示す所見は疾患確率を上げる（数値が高いほど疾患確率を上げる）。一方、1より小さな尤度比を示す所見は疾患確率を下げる（数値がゼロに近づくほど疾患確率を下げる）。

＊柴田寿彦（翻訳），他：マクギーの身体診断学．改訂第2版．診断と治療社，2014, p6-16.

0903 尤度比が1の所見は、確率をまったく変化させないということ。

▶ つまり診断的価値がない所見。ちなみに尤度比の幅は0から無限大まで。

*柴田寿彦（翻訳），他：マクギーの身体診断学．改訂第2版．診断と治療社，2014, p6-16.

0904 たとえば、「三尖弁逆流がある患者とない患者で全収縮期雑音が検討された結果、陽性尤度比が10であった」とはどういうことか。

▶ 逆流のある患者が雑音を持つ確率は、逆流のない患者が雑音を持つ確率の10倍であることを示している。

*柴田寿彦（翻訳），他：マクギーの身体診断学．改訂第2版．診断と治療社，2014, p6-16.

0905 前述の例で陰性尤度比が0.5であった場合、逆流を有する患者は逆流のない患者よりも雑音を示さない確率が0.5倍であることを示している。

▶ つまり、逆流のない患者では、逆流のある患者よりも雑音がない確率が2倍になる。

*柴田寿彦（翻訳），他：マクギーの身体診断学．改訂第2版．診断と治療社，2014, p6-16.

0906 同じ人の心音でもA先生が陽性というのとB先生が陽性というのでは信頼性が異なるのでは？

▶ それはその通り。手技者によって異なるのは人なのである意味当たり前。その辺の信頼度は κ（カッパー）統計値によって観察者間の一致率が表現されている。

*柴田寿彦（翻訳），他：マクギーの身体診断学．改訂第2版．診断と治療社，2014, p22-31.

0907 κ統計値の解釈は？
▶ 2人の医師が所見をとる場合、κ値が1だと完全な一致、0だと偶然によるものと同じになる。以下、0〜0.2はわずかな一致、0.2〜0.4は若干の一致、0.4〜0.6は中等度の一致、0.6〜0.8は大幅な一致、0.8〜1.0はほぼ完全な一致、と参考文献では便宜上定義されている。

＊柴田寿彦（翻訳），他：マクギーの身体診断学．改訂第2版．診断と治療社，2014, p22-31.

●診断に関すること

0908 鑑別疾患は優先順位をつけること。
▶「よくある疾患」と「見逃したらやばい疾患」を数個ずつ挙げるのが原則。

0909 所見をとって鑑別診断を浮かべたら、どの所見がその診断に典型的で、逆にどの所見が非典型的なのかを吟味をせよ。
▶総合的に診断をしていくコツ。

0910 外傷を除くすべての患者さんの鑑別診断に「夏は熱中症」、「冬は低体温、一酸化炭素中毒」を入れておくこと。
▶それくらい気をつかっておくこと。疑わないと診断できません。

0911 とはいえ、夏期に受診した患者さんをすべて「熱中症でしょう」といって片付けないこと。
▶ゴミ箱診断にはしないよう気をつけよう。

0912 鑑別疾患に挙げたのであれば、それに関連する情報集めは心がけること。

▶ たとえばアニサキスを疑って、サバやイカの生食を聞いていないのはあり得ない。

●診察の注意事項

0913 同一主訴で再受診の患者さんは、丁寧にみたほうがよい。検査の閾値も下げること。

▶ よくなっていないということは最初に見逃していた疾患、重症疾患が隠れている可能性がある。それだけでなく、2回目の診療後もよくならないと患者の医療不信にもつながる。

0914 紹介の場合、初診医の診断を鵜呑みにしすぎないように。

▶ 初診医がみたときと自分がみたときでは経過時間が異なる。一緒に見たとしても患者さんへの、疾患へのアプローチは異なる。自分なりの診断をできるように。

0915 紹介の場合、初診医の診断をないがしろにしすぎないように。

▶ どんな診断であっても、前医がそう考えた経緯やある疾患に対する懸念があったはず。

0916 紹介でも診察はゼロから行うのが基本。でも空気は読むこと。

▶ 「前医の診断」というバイアスにとらわれずに診療をするため、ゼロから問診、診察をするのは基本。でも患者さんからしたら同じ話を何度も聞かれ、同じ診察を何度もされて、だんだん嫌気がさしてくる頃でもある。

● その他

0917 患者が多いときには診療のペース配分と重点をどこに置くかを考える。

▶一部の患者さんに100点の治療を行うことで、別の患者さんが30点の治療しか受けられないのでは困る。中には「全員に60～70点の治療」を行わなければいけない日もある。

0918 超緊急疾患（秒から分単位に行動しなければいけないもの）への対応はあらかじめシミュレーションしておくこと。

▶診断してから方針の決定に十数分費やす、なんてことじゃ遅すぎる。診断したら後は流れに乗るだけ。あらかじめ勉強して準備しておくこと。

0919 救急外来で予防を考えることも大切。

▶予防とは、予防接種、抗菌薬予防投与、患者教育（アレルゲン再摂取防止）、事故再発防止策の検討など、できることはいろいろある。忙しい救急外来ではあるが、予防をしておけば再来の患者が減り、あとで自分の負担も減ることになる。

*Laurens MB：Emerg Med Clin North Am. 2013；31（3）：875-94.

0920 救急外来で行う予防接種がある。

▶救急外来で行う予防接種は破傷風トキソイドが多いと思われる。インフルエンザの予防接種についても最近注目されている。「外国で動物に咬まれたので狂犬病の予防接種をしてください」などとERに来ることも。

*山本基佳, 他：相澤病院医学雑誌. 2012；10：27-30.

0921 ERでは基本的に絶飲食。なぜ？

▶理由はたくさんある。病状の増悪（腹痛など）、フルストマックによる緊急手術時のリスク増加、麻酔導入時のリスク

の増加など。

0922 指輪は外そう。

▶その中手骨骨折のX線写真に指輪が写りこんでいませんか？ 外傷があれば指輪は速やかに外すこと。浮腫で抜けなくなりますよ。

0923 やっぱり指輪は外そう。

▶指輪をつけたまま手術室に行くつもりですか？ 電気メスで火傷を発症しますよ。でも紛失・盗難騒ぎにならないように。

Chapter 33
診療の心得

●上司にホウレンソウ

0924 オーダーは上級医に確認してもらうこと。

▶初期は投薬のミスや大切な検査の欠落が目立つ。たとえば、脳梗塞を疑っている人の採血で血糖や凝固を測っていないのはあり得ない。

0925 使う前に上級医コンサルトが必須の薬剤がいくつかある。

▶鎮静薬、麻薬、筋弛緩薬、抗不整脈薬、循環作動薬……。薬は「毒」でもあることを再認識すること。

0926 初めて処方する薬は必ず経験者（上級医）に使い方を聞け。

▶注意事項も知らずに試しに使ってはならない。投与量、投与経路、禁忌など、間違えると患者が死ぬぞ。

0927 何かトラブルがあったらまずホウレンソウ（報告、連絡、相談）を。

▶トラブルが起きたことを上級医が知らないのはまずい。ホウレンソウをすぐに行うこと。

0928 ひとりきりで抱え込んで診療しない。何かあれば上級医にこまめに報告すること。

▶特にバイタルサインの変化、心電図異常、予想外の所見が出たときなどはすぐに報告。手が離せなければ他のスタッフに頼んで呼んできてもらってもよい。

0929 上司と相談して決めた方針がもしも変わったら、それも報告。

▶上級医と話して「A」という方針でいくことになっていたのに、患者と話した結果「B」という方針になった、という場合、それをあらためて上司と相談。自分の判断で勝手に変えないこと。

0930 禁忌に近いことをしなければならないときは複数の医師、複数の診療科で協議すること。

▶そしてその旨を記載すること（もちろん避けられるものは避けるし代替案を見つける努力もする）。絶対ひとりで判断してはいけない。

0931 心電図、X線、CTの読影…。結果が出たらすぐに上級医に結果の解釈をしてもらいに行っていないですか？

▶自分で出した検査はまずは自分で評価するように。最初に自分で読む努力をしないといつまでも読影できるようにならない。

0932 心電図、X線、CTの読影…。結果が出たのにひとりでずっと考え込んでいませんか。

▶わからないものをひとりで何十分も考え込むのもダメ。バランス感覚が大事。

0933 自分の具合が悪いときはあらかじめ上級医に伝えておく。勤務に支障をきたす可能性があるくらいならなおさら。

▶早めの相談が大切。休むときはさらに早めの相談が必要。

0934 誰でも具合は悪くなる。人間だもの。
▶早く休んで早く復帰。復帰してからその穴を埋められるよう努力すればよい。

0935 でも具合が悪くならないように最低限の予防はすること。
▶手洗いとか、食生活とか、できる範囲でよい。飲みすぎで二日酔いなどは論外。

● トラブル発生

0936 失敗の報告をあまり恐れないこと。
▶君らがやる失敗のほとんどは、その昔、誰かしらやったことがあること。だから報告されてもそんなには驚かない。「想定の範囲内」というやつ。でも反省はすること。

0937 失敗は共有するとよい。
▶他人に言いにくいこともある。でも共有すると他の人にとっては再発の防止につながる。

0938 失敗は繰り返す。
▶なぜ失敗してしまったのかを自分なりに分析すること。そして対策を立てること。振り返らないとまた同じミスをしてしまう。

0939 医療安全報告書は積極的に書こう。
▶ヒヤリ・ハット、ミス・ニアミス、インシデント報告など。基本的に書いてとがめられることはない（し、そういうことはあってはならない）。でも書類を書くその前に、まずはそういうことがあったことを上級医にホウレンソウ（報告・連絡・相談）。

0940 **医療安全報告書はなぜ書くのか。**
> これで報告をして対策を立てておかないと同じ失敗をほかで繰り返されてしまう。また、患者さんからクレームが出たときにすぐに対応をしてもらえなくなる（病院の医療安全担当者も何も知らないと不意をつかれるから）。本当にまずいときはまずは電話で至急第一報（報告書の前に）。

0941 **トラブルでなくてもイレギュラーなことがあったら報告すること。**
> 初期はこまめにホウレンソウ。そのうちどれを報告してどれを報告しなくてよいか判断できるようになる。

0942 **患者さんが右足を痛がっているのに、予診表には左足と書いてあった。**
> すぐに確認。そして間違いを訂正。間違った情報を見たほかのスタッフにより、痛くないほうのX線写真を撮られてしまったりする。

0943 **おかしいと思った場合は、そのままスルーしないですぐに確認をすること。**
> それがミスの軽減につながる。「子供の頃『刑事コロンボ』が好きだったせいか、こまかいことが気になると夜も眠れない」と言えるくらい気にするように。

＊荒木飛呂彦：ジョジョの奇妙な冒険17. 集英社, 1990.

● **他科コンサルト**

0944 **とある疾患を疑うのであれば、最低限聞くべき項目がある。**
> がんなら体重減少、膵炎なら飲酒歴、消化管出血なら鎮痛薬内服歴など。これをせずして安易な他科紹介をしないこと。

0945 他科へ紹介するにあたり、routineで必要とされる検査群がある　その①。

▶中には本当に必要か考えなければいけないものもあるが、特に事情がなければ紹介先に合わせることを考える。

0946 他科へ紹介するにあたり、routineで必要とされる検査群がある　その②。

▶無検査で外来へ紹介されても、紹介された先生はイチから行わなければならず、困るはず。どこまでするかはケースバイケースだが、紹介先や患者さんが困らないようにすること。コラム「他科紹介時に最低限必要な検査とは？」を参照。

0947 コンサルトしたら院内紹介状を書くように。

▶口頭で相談し先にみてもらった場合でも、「先程はありがとうございました」的なことを記載するとよい。最低限の礼儀だし、公式に相談したことの証拠にもなる。

0948 コンサルトした医師の名前をカルテに記載しよう。

▶カルテ記載もなく、指導医のカルテチェックも漏れてしまったような場合、何かあったときにフォローができなくなってしまう。

0949 「上記患者様です。よろしくお願い致します」だけの紹介状はできるだけ避ける。

▶上記のカルテ参照というのは、忙しい他科の先生方に「自分が書いたカルテを全部読んでください」と言っているようなもの。簡単でよいので、要約と紹介理由は記載する習慣を。

0950 急ぎのコンサルトの場合、当番医の院内PHSがつながらない場合は次の手を考えてよい。

▶当番医もPHSをどこかに忘れて困っているだけかもしれな

い。急いでいる場合は次の手を考える。

0951 次の手とは？

▶ PHSを繰り返し鳴らす、交換台を通して携帯を鳴らす、その先生がいそうな病棟や外来に電話する、院内にいる非当番医に電話する、全館放送する、交換台を通して自宅へ電話する、院外の非当番医への連絡を考慮するなど。多少順序は変わるが、後ろに行けば行くほど敷居が高くなる。まずは近くの上級医に相談。

0952 特殊疾患で専門科の対応が必要な患者を受け入れる際は、該当診療科、該当部署に確認をする。

▶ たとえば、手術室満室の状況では緊急手術目的の患者搬送は受けられない。

コラム 他科紹介時に最低限必要な検査とは？

「循環器科に紹介しておいて、心電図1枚も撮ってないってどういうことだよ？」

とある病院でとある外科系医師からの院内紹介を受けた循環器科医が医局でこぼしていたことです。

その診療科に紹介する前に、最低限必要な検査というものがあります。その一部を挙げてみましょう。

循環器科：心電図、胸部X線検査

糖尿病内科：血糖、HbA_1c

整形外科：X線検査

脳神経外科：頭部CT

泌尿器科：尿検査、KUB

※あくまで一例です。患者さんや疾患、重症度と緊急度、時間帯、場所、担当医など、様々な要因によって異なることは言うまでもあ

りません。

　各診療科では必要でも別の科では必須でないために、やりそびれてしまう検査もあります。ERで他の診療科に紹介するときも同様です。紹介する前に、「やり忘れている最低限の検査」がないか、考える習慣をつけるとよいでしょう。

　さて、最初の外科系医師と循環器科医師のやりとりについてもう一度考えてみましょう。心電図すら撮っていない。この外科系医師のことを悪く解釈すると、専門外は全部丸投げ、ということになるでしょう。循環器科医の言い分ももっともです。

　でもよく解釈すると、どうでしょう。専門外だから不必要な検査をなくすため、まず紹介した、とも考えられないでしょうか。「それでも心電図くらいは……」と思うかもしれませんが、「最低限の検査」の定義もなかなか難しいものです。胸部X線は？　血液検査は？　経胸壁心エコーはいるのでしょうか？　もし循環器科紹介前に経食道エコーや心筋シンチまでやっていたら、逆に引きますよね。

　要はバランスです。初期研修中は様々な診療科で、紹介する側も紹介される側も経験できるいいチャンスです。このあたりのさじ加減を是非学べるといいですね。

●他スタッフとのこと

0953 検査、点滴オーダーなどの指示は必ず各病院、各部署の所定の方法で行う。

　　　▶病院、部署によって違うと思うが、パソコン上で指示したり、直接リーダー看護師、担当看護師に紙を渡したり、指示受けのカーデックスなどがあったりする。誰にも言わずオーダーをそこら辺のテーブルの上に置きっぱなしにするようなことがないように。誰にも気づかれない。

0954 他科コンサルトをして他科医師に来てもらうことになった場合は、その旨をリーダー看護師や担当看護師に伝えること。
- ▶ 他科医師がERに来たときに案内ができない。他科コンサルトのときは看護師も準備が必要な場合がある。情報を共有すること。

0955 緊急手術や緊急内視鏡が決まったとき（もしくは決まりそうなとき）などは担当看護師にも伝える。
- ▶ 患者さんを担当しているのは看護師も一緒。手術となれば看護師は術前の準備に追われることになる。担当看護師にも患者さんの方針をこまめに伝える。

0956 「自分の仕事以外」をすることも大切。
- ▶ 助け合いの精神。率先してやるように。

0957 でも「自分の仕事」をしないといけないときに「自分の仕事以外」をしないように。
- ▶ 医者しかできない仕事がある。まずは自分のことができてから。

コラム 次につなげるということ

「救命の連鎖」という救急領域では有名な言葉があります。心肺停止患者を救命し社会復帰をしてもらうためには、5つの輪を迅速に途切れることなくつなげることが重要であるとされています。いくつかあるのですが、成人の院外心停止患者の場合は、「認識および救急対応システムへの出動要請」、「即時で質の高いCPR」、「迅速な除細動」、「救急医療サービス（BLSおよびALS）」、「ALSおよび心拍再開後の治療」をさします。これらの輪をつなげることを救命の連鎖と呼び、心肺蘇生の講習

などでは最初に学ぶ重要概念の1つです。

この「次につなげること」の重要性は心肺停止患者だけに限ったことではありません。ERでも次の診療科にスムースにつなげることを意識した診療を心がけなければなりません。

しかしこれがなかなか難しい。たとえば初診時に培養検査を出さずに抗菌薬を開始したために、後日紹介したときに抗菌薬が効いているのか、効果判定で後に診た医師を悩ませてしまった経験は誰でもあるのではないでしょうか。

逆にやりすぎて失敗することもあります。たとえば、産婦人科紹介の前によかれと思って尿検査を提出したら、経腹エコー前に膀胱が空になり産婦人科の先生の足をかえって引っ張ってしまったり（経腹エコーは排尿前のほうがよく見えます）、また、緊急手術になりそうな患者さんがいたから術前検査一式（血液検査、胸部X線、心電図など）を提出したら、手術の説明後に患者さんが保存加療を希望したので検査が無駄になってしまったりなんていうことも。

ER診療では心肺蘇生時の「救命の連鎖」と違い、次の輪が見えにくいことがあります。経験を重ね、患者さんのその後や紹介先の立場に立って、次の輪を考えられるようになるといいですね。

●紹介状・診断書関係・病院のきまりなど

0958 紹介状が読めない…。

▶誰かと一緒に解読を（言うまでもなく患者さんとしてはいけない）。全然わからない場合や間違えるとまずい場合は紹介元への確認も検討。

0959 紹介状にほとんど何も書いていない…。

▶こんな紹介状、と思うこともあるかもしれない。でも、書いている先生は我々より経験豊富な医師であり、患者さんと良好な関係を築いている信頼されている医師である。

0960 紹介状に無理難題が書いてある。
▶ 紹介元の先生に迎合する必要はないが、敬意を払った対応は心がけること。

0961 持ち込みの診断書（保険関係など）は事務を通す。
▶ その場で書いてその場で渡せない書類もあるし、病院での手続が必要なことがある。

0962 紹介時は紹介先の休診日を確認。
▶「明日、近医を受診してください」と指示して、お休みだと患者が困る。

0963 診断書に「殴られて受傷」などと安易に書かない。
▶ その怪我は本当に殴られて受傷したのか。転んだのか、交通事故なのか、自傷なのか。客観的な事実があれば別だが、見ていないことや判断がつかないことまでは書けない。

0964 診断書の全治はいつから？ 受傷日から？ それとも来院日から？
▶ 受傷して、しばらくしてから病院に来る人もいるので、受傷日と来院日はずれることがある。受傷日も本当に正しいのか、判断が難しいことがある。診断書は日付に注意。

0965 病院の約束処方（決まった薬のセット処方）を出すときは期間が短めになっていることがあるので注意。
▶ 薬が足りなくて翌日も受診することになる。

0966 ただし救急外来では無闇に長期間投与をしない。
▶ 自分で長くフォローアップしない人に、何十日分も薬を出すのはまずい。効果判定ができない。

0967 「検査」や「投薬」のオーダーと同様、創処置をしたら「処置」のオーダーを入れること。
▶請求漏れをなくすこと。使用物品だけでなく、創処置や整復などもそう。

0968 松葉杖やサポーターなどをレンタルするところもある。
▶レンタル料（保証金）を預かり、返却時に返金される。こういうときは事務に声をかけること。

コラム 紹介状を書こう

　腕の骨折を疑った人にX線写真を撮りましたが、骨折線はありませんでした。しかし、ただの打撲にしては少し腫れが強い気がします。念のためシーネ固定をすることにしました。患者さんには、X線写真による診断率は残念ながら100％ではないことを説明しました。現時点では打撲の疑いですが、初診時にはわかりにくい骨折が隠れていることがあるため、痛みや腫れが続くときには再評価が必要であると説明しました。

　「……それではもし痛みが続くようであればお近くの整形外科を受診してくださいね」

　こんな一言を最後の言葉にして診療を終えていませんか？

　一見親切な診察です。しかし後述するように、これだけでは患者さんが困ってしまうことがあります。それをなくすためにもうひと工夫が必要なのです。そうです。是非紹介状を書きましょう。

　紹介状があると患者さんはとても助かります。病院によっては紹介状がないと受け付けてもらえないところもあるのです。医院でもそういうところがあります。紹介状を書くと患者さんは次の病院を受診しやすくなります。患者さん自身にとっても、「紹介状ももらったし、行かなきゃね」と病院受診の動機づけにもなります。

　これが紹介状なしだとどうなるでしょう。患者さんは紹介状がなかったがために、次の病院で同じことを聞かれ、同じような診察を受け、も

う一度X線写真を撮られてしまうかもしれません。

「痛みが続けば受診を」と口頭では話していても、患者さんは覚えているでしょうか。何しろ患者さんは腕が痛くてパニック、骨が折れているかもしれなくてパニック、固定されてパニックです。きっと初診時はいっぱいいっぱいになっていることでしょう。そんな中で話された医者の説明の、一体何割が頭に残っているでしょうか。

紹介状を書くことで副次的な効果も生まれます。丁寧な紹介状は紹介先との良好な関係づくりに繋がります。また、紹介状を書くと返書をもらえることが多いので、患者さんのその後の様子を知ったり、初診時には診断できなかった意外な疾患が後でわかったりすることもあります。次につながる具体的な紹介状や受診予約がないと、冒頭の「症状が続くようであれば受診を」という言葉も、「患者任せ」で放任しているともとらえられかねません。紹介状があると丁寧に診療をした1つの公的な証拠にもなります。書くことで患者さんのためになるようであれば、是非紹介状を積極的に書きましょう。

●衛生管理

0969 素手で体液のついたものを触らないように。

▶そういうものは手袋をした手で触る。そして手袋はこまめに交換・破棄する。

0970 速乾性アルコールで消毒してるから手洗いしなくても大丈夫！ …に、「喝」！

▶あくまで簡易殺菌。アルコールで殺せない菌（ウイルス）もいる（常識）。流行期、あなたは知らないうちにノロウイルスを拡散させている。

0971 手を洗うのは面倒で…。消毒だけではダメ？

▶そもそも消毒薬は有機物の存在下（血液など）で不活化されるものもある。物理的な洗浄が大事。消毒が手洗いに勝ると

考えている人が多くて驚きを隠せない今日この頃。

●マスク

0972 マスクはしよう①。
> ▶普段はサージカルマスク。結核疑いの患者さんの診察では、自分はN95マスク、患者さん本人にはサージカルマスク。

0973 マスクはしよう②。
> ▶おしゃべりするだけでも唾は結構周りに飛んでいる。血液培養時には手技者も介助者も必須。

0974 マスクはしよう③。
> ▶咳エチケットという言葉も最近はある。サージカルマスクでも意外と効果はある。
>
> ＊Tang JW：N Engl J Med. 2009；361（26）：e62.

●ゴミ問題

0975 何でも感染ゴミ箱に捨てればよいというものでもない。
> ▶感染ゴミは、捨てて処理するのにコストがかかる。分別を心がけましょう。

0976 針は責任を持って専用容器へ捨てる。さもないと次の人が怪我をする。
> ▶当たり前。でも守られていないことがある。

0977 おむつの不思議。
> ▶病院では感染ゴミで医療廃棄物扱い。自宅では一般の燃えるゴミ。

0978 **マスクと鼻紙の不思議。**
> マスクを感染ゴミに捨てなければいけない病院もある。その横で鼻紙は一般ゴミとして捨てられている。

● **滅菌操作**

0979 **汚染された創処置時に滅菌操作は必要ない。**
> どんなにきれいな滅菌手袋や覆布を使っても、汚染された傷を触った瞬間に未滅菌状態になる。無駄なことはしない。

0980 **汚染創の処置は、きれいな手袋であれば未滅菌手袋でOK。**
> コスト的にも効率的にもこれで十分。教科書的な裏づけもある。

＊Cline D, et al：Tintinalli's Emergency Medicine Manual 7版. McGraw-Hill Professional, 2012, p70.

0981 **はさみはきれい、きたないを区別せよ。3つに分類。**
> A：(滅菌されていて)きれい、B：(滅菌はされていないけど)きれい、C：きたない(体液付着や目に見える汚れがあるなど)。

0982 **個人持ちのはさみは「B」になっているか？「B」で体液がついているものを切ってはいけない。**
> すでに「C」だったらそれを他の人に使ってはいけない。交差感染のリスクになる。

0983 **共有のはさみや物品に患者さんの体液をつけたり、そこら辺に不用意に置かないこと。**
> 共有物を共有できるのは、その共有物がきれいであるという認識を共有しているから。次に使う人がいるものをきたなくしないこと。汚染したものを共有物にしないこと。

●後片付け

0984 点滴終了。抜いた針は針捨てに、点滴バッグは切って中の水を捨てること。

▶バッグ内に水が残っていてはゴミを捨てる人が困る。中身の入った空き缶をそのままゴミ捨て場に捨てるのと一緒。次の人の気持ちを考えて。各家庭で教えられている通り。

0985 使った耳鏡は片づけよう。

▶器具はあったところに戻す。さもないと次の人が使えない。小学校教育で教えられている通り。

0986 使った舌圧子は捨てよう。

▶使った舌圧子も捨てよう。ゴミはすぐに捨てる。幼児期に教えられている通り。

0987 血や体液がついたものを机にそのまま置かない。その机は患者体液で汚染されたということになる。

▶使用した鑷子、はさみ、ガーゼ、絆創膏、局所麻酔シリンジなどに注意。

0988 感染源になるものを素手で触らない。その手でパソコンを触らない。ドアを開けない。

▶触ったところがどんどん汚染されていく。こまめな手袋交換と手洗いを。

0989 器具類（縫合セットなど）の片づけはその病院、部署のルールに則って行う。

▶自分でできても自分でしないほうがよい場合もある。紛失防止のため、カウントが必要だったり、洗浄方法が違ったり。ただし針は自分で責任を持って捨てること。

0990 **鑷子（ピンセット）や剪刀（はさみ）を診察室に放置しない。**
> ▶紛失の原因になるし、そもそも危ない。後片付けをすること。だらしがないのはダメ。

0991 **器具類は勝手に持ち帰らないこと。練習のためでもダメ。**
> ▶紛失が多くて管理者が困っている。どうしても必要なら要相談。でもそれぐらいは自分で買えばすむ。鑷子も持針器も選ばなければ数千円で買える。筆者は自分で買った。

0992 **糸結びの練習をした糸は、きちんと切って捨てること。**
> ▶共有のボールペンや共有の術衣で結んで練習していませんか？ 誰がその糸を切って捨てているのか、気をつけること。

●口頭プレゼンテーションのコツ

0993 **患者さんのプレゼンテーションの型を覚えよう。**
> ▶プレゼンテーションには流れがある。まずは型を押さえること。

0994 **患者プレゼン時は最初に患者背景を一言添えよ。**
> ▶「80歳、男性。主訴は発熱で、現病歴は……」では少し聞きにくい。たとえば、「男性」と「主訴」の間に「寝たきりの方」、「自立している方」、「寝たきりだが会話は普通に可能な方」など、どのような高齢男性であるのか触れられているとそれ以降のプレゼンがより聞きやすくなる。

0995 **「交通事故による受傷で…」というプレゼンについて。**
> ▶本人が歩行中だったのか、運転中だったのかで、全然違う。「自転車に乗っていたら徐行の車と接触して……」など、簡単でもよいので教えてもらえると、聞きながらイメージがわ

いて頭に入りやすい。

0996 略語は避ける。すべて避けろとは言わないが、誤解をまねくことは必ずある。

▶先生のCRFはCRF（chronic renal failure）ですか？ 僕のはCRF（chronic respiratory failure）です。コラム「略語は避けよう」を参照。

0997 体の「上」は「頭側」のこともあり、右側臥位では「左側」のこともあり、仰臥位では「腹側」のこともある。

▶解剖学の時間に教えてもらった通り。あなたの言う「上」と、患者さんの言う「上」は一緒？

コラム　略語は避けよう

略語はとても便利です。
「上室性期外収縮」なんて16文字も話さなくても、「PAC」とたった3文字言えばいいだけ（PAC：premature atrial contraction）。略語のほうがわかりやすいものもあり、正式名称で言うとかえって理解に時間がかかることもあります。略語で短くびしっと言うと、それだけで精通している感じもします。また、略語だとわかる人にしかわからないので、一般の人に聞かれたくない場合も使える場合があるかもしれません（もちろん本当に聞かれたくないことは略語や隠語であってもそこで話してはいけません）。とにかく略語は便利です。しかし略語もまた、勘違いを起こしやすいと言えるでしょう。

まず弁膜症を例に挙げてみましょう。MSと聞いて誰もが「僧帽弁狭窄症」、つまりmitral stenosisを思い浮かべると思ってはいけません。神経内科医にとってのMSは「多発性硬化症」、multiple sclerosisなのです。

MRならmitral regurgitationの略で「僧帽弁閉鎖不全・逆流」しかない

でしょう、なんて思ってもいけません。私はとある小児科カンファレンスでMRの既往の症例と聞いて、最後までその症例に「僧帽弁閉鎖不全症」があるものだと思いこんでしまったことがあります。この時のMRはmental retardation「精神発達遅滞」で恥ずかしい思いをしました。

PDなどは完全にカオスです。

PD：pancreatoduodenectomy（膵頭十二指腸切除）
PD：Parkinson's disease（パーキンソン病）
PD：progressive disease（進行病変）
PD：peritoneal dialysis（腹膜透析）
PD：panic disorder（パニック障害）

実際にこれらの略語がどれくらい普及しているのかはわかりません。まあ、所変われば品変わる、ということでしょう。

1つ言えることは、他の診療科のスタッフや、普段あまり話さない人と話すときは気をつけたほうがいいということです。

個人的には略語は無理して使わず、もし使うときには相手と場所を選んで使うのがよいと思います。何事も空気を読むのが重要です。

迂闊に若い先生に「あいつはKY（空気が読めない）だよな」なんて知ったように略語を使って、「先生、KYって、それもう死語ですけど」なんて言われないようにあなたも気をつけたほうがいいでしょう。

●日本語

0998 プレゼンではできるだけ誤解を与えない表現をすること。もちろん患者説明もそうだし、記載したカルテも読み返すべし。

▶ たとえば、「いつものように便が出ない」は「いつも便が出ないけど、今日も便が出ないんですよ」の場合と、「いつもは便が出るんだけど、今日はいつもみたいには出ないんですよ」の場合の2通りの通じ方がある。

0999 「御中」は会社や部署に使う言葉。

▶「〇〇先生　御中」は間違い、「〇〇科　御中」はOK。

1000 「〇〇先生　御机下」や「〇〇先生　御侍史」は、慣習的にはOK。日本語的にはおそらく誤り。

▶机下はそれだけで相手を敬う言葉（脇付の一種）。御机下、御侍史は二重敬語になる。「御」は取ってよい。

1001 「ら」抜き言葉は避けよう。

▶「ご飯を食べれないので入院しましょう」……「ら」抜きが氾濫しています。

1002 「さ」入れ言葉も避けよう。

▶「X線写真を撮らさせてもらいます」「診断書を書かさせていただきます」……どちらも違和感があるのは自分だけでしょうか。

1003 「ご判断賜りたく…」、「腹痛認めたため…」はどう？

▶「を」を入れたほうがわかりやすくないでしょうか。「ご判断を……」、「腹痛を……」。「を」抜き言葉とかって言うんでしょうか。

1004 院内紹介状の一文。「…より、心不全と邪推致しますが、御加療のほど…」。「愚考」や「邪推」の多用に注意。

▶謙譲の意は伝わりますが、それほど自分を下げなくてもよいでしょう。一時の使用であればよいのかもしれません。

1005 供覧：多くの人が見られるようにすること。

▶「画像を上級医に供覧し、帰宅許可をもらった」というのは日本語がNG。

1006　「主訴のほうは…。痛みのほうは…。検査のほうは…。鎮痛薬のほうを…」。

> ▶ 自分も言うことがあるのですが、研修医の先生にも「ほう」を乱発する先生が1人や2人ではありません。「ほう」を取ったほうが、プレゼンのほうは聞きやすいほうになるほうと思います……。

1007　「○○さんに、薬を飲ませておいて」という言い方は改める余地がある。

> ▶ 「飲ませる」というのは「強制」を感じることがあるため、患者さんに聞かれて誤解されないように。

コラム　同音異義語

　「勘違いコント」をするお笑いコンビと言えばアンジャッシュさんです。とある話題について会話を交わしていきますが、途中でお互いに勘違いをしてしまいます。それに気がつかないまま話がどんどん進んでいき、噛み合っているようで噛み合わない、その微妙なやりとりが非常におもしろい。

　日常生活のいたるところにこういう勘違いはあると思います。日常診療中に研修医から口頭でプレゼンを受けるときも同様です。

研修医「先生、相談したい人がいるんですが、よろしいですか」
私「いいよ。どういう人だい？」
研修医「80歳の男性の方で主訴は『しっしん』です」
私「『しっしん』か。続けて」
研修医「昨日しっしんがあって、近くの医院にかかったようですけど、原因がわからないと言われたみたいで」
私「昨日か。しっしんは初めて？」
研修医「え？……まあ、ご高齢ですので、これまでもあったとは思いますけど、今回のは初めてだと思います」

私「80歳だからってしっしんなんてしないでお元気な人もいるよ。今回のは初めてって、今回は胸痛みたいな随伴症状があったとかそういうこと？」

研修医「あの、先生？　胸痛って……？」

　コントのネタのような本当の話です。解説するまでもなく、私の思っていた「しっしん」は「失神」であって、研修医の話していた「しっしん」は「湿疹」でありました。もちろんここまで話が続く前に気がつくことのほうが多いです。ですが、こうした勘違いによる伝達ミスが大きな事故につながらないよう、この勘違いを共有したいと思います。以下、現場で実際に勘違いしたことのある医学用語の同音異義語を挙げます。

読み方	同音異義語	勘違い例
びこつ	鼻骨と尾骨	「びこつに骨折がありました」 比較的多い
きょうぶ	胸部と頬部	「きょうぶに圧痛があります」
しっしん	失神と湿疹	「主訴はしっしんです」 例の通り
びもう	眉毛と鼻毛	「（傷の処置などで）びもうはどうしますか？」 鼻毛は「はなげ」と読んでと言いたい
しんきんしょう	心筋症と真菌症	「鑑別疾患はしんきんしょうです」 どちらも頻度が多くないからわかりにくい
てんとう	転倒と転棟	「患者さんが昼間にてんとうしました」 こう聞くとどきっとします
ばっし	抜糸と抜歯	「ばっししてから血がにじむんです」 患者さんとの会話での勘違いも多い 歯科では「ばついと」と読みを区別することも
れいかん	冷汗と冷感	「れいかんがあります」 冷汗があって冷感があることも

　ほかにも、こうとう（喉頭・後頭）、けいぶ（首・大腿骨頸部・子宮頸部など）、がくぶ（額部、顎部）など、まだまだあります。

　日本語はなかなか難しいものです。皆さんも医学用語の同音異義語を

いろいろ探してみては？

●カルテ記載のコツ

1008 年号と西暦はできるだけ一致させよう。
- ▶最初に2017年と書いてあって、あとに平成29年と書かれてあると違和感をおぼえる。

1009 時間を記載するときは午前・午後がわかるようにする。
- ▶自分は24時間表記にしている。でも午前を記載するときには誤解がないように、「午前2時」のように午前表記を併用することがある。

1010 カルテ記載について。「内服薬：血液サラサラの薬」。…直感的でわかりやすいが素人臭さが残ってしまう。
- ▶たしかに「抗血小板薬」か「抗凝固薬」か、わからない場合もある。その場合、「抗血栓薬」という表現が使いやすい。

1011 カルテ記載について。「既往歴：高血圧、糖尿病、喘息なし」という記載は誤解を与える。
- ▶「高血圧と糖尿病はあって喘息はなし」なのか、「全部なし」なのかがわからない。「、」を「・」に変えるか、全部「あり（＋）、なし（－）」をつけるなど誤解のない表記を。

1012 カルテ記載について。「既往歴：交通事故」。…交通事故は既往ではない。交通事故の結果、どういう怪我でどういう処置を受けたのかを聴取するとよい。
- ▶開腹歴（癒着性腸閉塞に関与）や脾摘（易感染性に関与）や頭部外傷（てんかんに関与）の有無で方針が変わることもある。

1013 カルテ記載について。「交通事故でエアバッグ（−）」。…はもう一歩踏み込んで。

▶エアバッグが付いていたのに作動しなかったのか、そもそも付いていなかったのか。これがわからない。

1014 カルテ記載について。「主訴：特になし」について。

▶何もないのに病院には来ない。なぜ病院に来たのかを問診で尋ねること。

1015 酸素飽和度を記載するときは「マスク5L/min」など酸素投与状態について記載しよう。

▶酸素投与下かどうかでSpO$_2$ 94%の意味が変わる。

1016 SpO$_2$とSaO$_2$は違う。

▶SpO$_2$は経皮的酸素飽和度（percutaneous oxygen saturation）で、パルスオキシメーターで測定されたもの（pはpulseのpと言われる場合もある）。SaO$_2$は動脈血酸素飽和度（arterial oxygen saturation）で、動脈血採血で測定されたもの。

1017 非酸素投与状態の表現方法は？

▶空気、室内気など。英語では、ambient airともroom airとも表現される。

1018 電子カルテのテンプレートやワードパレットの文言がそのままカルテに書かれていて、確認に困る。

▶電子カルテのテンプレート、ワードパレット機能は便利。ボタンをクリックするだけでたくさんの記載ができる。でも取っていない所見の消し忘れに注意。

1019 上級医が確認した後のカルテは勝手に直さないこと。

▶カルテ確認方法は各病院で異なる（紙カルテ、電子カルテな

ど)。改ざんに当たる行為をしないように。

1020 カルテを記載したら研修医からも上級医に伝えること。

▶ こっそり書かれると上級医もチェックできない。指導医カルテチェックの漏れがなくなるよう、研修医自身からも声をかけること。

1021 引き継いだ後の結果もカルテ記載すること。

▶「以後、○○先生に引き継いだ」の後にどうなったかわからないカルテがある。引き継いだ人は責任を持って。

コラム　単位の認識は難しい

「この薬、2ミリ入れておいて」

この指示は相当危険です。そもそも、医療安全上、口頭指示そのものがよくありませんし、「この薬」と言われ手渡された薬が何の薬なのか、本当にその薬が正しい希釈率で溶解されているのかなどなど、リスクマネジメントを考える上で多くの問題点を含んでいる指示のため危険なのです。でも今回は「ミリ」について言及したお話。

ミリは言うまでもなく1000分の1の意味。その後に続くのが、g（グラム）なのか、L（リットル）なのか、はたまたm（メートル）なのかによって、意味するところが異なります。投薬の現場では、gかLを使うことが多いでしょう。このgかLかの違いで大きな間違いを起こすことがあるのです。

もし調整された溶液が「1mg/mL」であれば、冒頭の「2ミリ入れておいて」という指示は2mgを入れることも2mLを入れることも同じ意味になります。でももし溶液が「4mg/mL」であれば、「2ミリ入れておいて」という指示は「2mL入れて」という意味なら「8mg」入ることになりますし、「2mg入れて」という意味なら「0.5mL」しか入らないことになります。2mgと8mg（0.5mLと2mL）で、総投与量が4倍も違ってしま

います。

　現場ではLで言うのがよいのでしょうか、それともgで言うのがよいのでしょうか。もしLで表現するならば、10%溶液を2mL投与とか、4mg/mL溶液を1mL投与などのように、必ずその溶液の濃度を添えなければなりません。Lはその溶液の希釈率がわからないと、薬の正確な投与量がわからないからです。

　より正確に投与量を把握する場合はgを使うのがわかりやすいでしょう。gは質量なので薄い溶液でも濃い溶液でも関係なく「5mg入った」という事実がわかるのみです。

　ただしgは口頭指示では使いにくいこともあります。主な理由は2つ。1つは溶液を投与するための道具であるシリンジがmL規格であるためです。シリンジで薬を投与するときは、言われた数字分だけ投与すればよいmLがやはり断トツでわかりやすいです。もう1つの理由は、gとLの違いがよくわかっていない人が少なからずいることです。医療現場には様々な人がいるので、自分としては4mgを投与してほしくて「それは4mg/mLの製剤だから4mg分だけ投与して」と指示しても、4mgが1mLであることを換算できず、4mL投与してしまうことがあり得るのです。

　gでもLでも、それぞれの単位を理解すること、それぞれの単位を用いるときの利点と欠点を理解すること、そして画一的に指示を出すのではなく指示を受ける相手を想定して誤解される恐れがあることを把握すること、こういうことに注意をしながら「ミリ」を正しく使えるようにしましょう。しつこいですが、口頭指示は言い間違い、聞き間違いの問題があり、それ自体がよくないことであることはもう一度述べさせていただいて、このコラムの筆を置きます。

●研修医の心得

1022　挨拶は重要。

　　　　▶出会う人すべてに挨拶するつもりで。結構難しい。でも重要。

1023 勤務終了時は上司に挨拶すること。
▶ いつの間にか帰られると寂しいです。

1024 病棟でのスマホ・メール・LINE などの使用には注意。
▶ 文献の検索やスタッフへの連絡など正当な理由があっても、患者や看護師からみれば「勤務中に携帯をいじっている人」とみられてしまうことがある。空気を読むこと。

1025 パソコンの再起動や印刷用紙の補充。手が空いていれば事務を手伝うこと。
▶ 空いていれば積極的に手伝うべし。

1026 コードブルーは常に一番をめざせ！
▶ 現場で一番最初に対応することで自分の経験値も上がる。

1027 コードブルーは全力疾走！
▶ ただし人にぶつからないように注意。

1028 研修医のうちに除細動を使えるようになって。
▶ 研修医で使えないとちょっと格好悪いだけ。でも上級医で使えないとそれだけでなく、患者が死ぬ。近くの救急医を捕まえて今のうちに習得を。研修医のうちに使えたら格好いい。

1029 この血液検査、結果はまだ？
▶ 電話で問い合わせたり、直接検査室へ行く。ほかの検査でも同様。研修医は足で稼げ！

1030 この培養検査、まだ菌が生えないのかな？ 検査結果、早く知りたいんだけど…。
▶ 直接検査室へ行くと技師と一緒に見られる。すでに生えていることもあるし、菌の特徴を教えてもらえたりする。ご指導

いただくこと。

1031 自分が紹介した手術適応患者の手術を見学に行くこと（ERでみた虫垂炎や腸閉塞など）。
▶自分の診察した人のお腹の中がどうだったか、直視下でわかる。術前診断と術後診断の違いを感じることも。途中だけでもよいので心がけて。

1032 当直中に安易に病院外に出ないこと。
▶外来が暇だったとしても、急に混雑したり重症患者が搬送されることがある。コードブルーへの対応もあり得ます。

1033 前日受診した同じ主訴の再診患者は、前日の担当医師を確認。その先生が勤務日ならその先生にカルテをパス。
▶同じ医師が担当すれば前日からの経過もわかるし、問診の二度手間をなくせる。

1034 手技ができるようになるまでの古典的な3つのステップ。
▶まず「見る」。次に「やる」。最後に「教える」。

1035 でもたった3回で手技を習得するというのは常人には難しい。
▶数回見て、数回やって、それでようやく教えられるのが普通。たくさん経験して。

1036 教えられるようになれば習得といえるか。手技習得までの3つのステップ＋1。
▶最終的にはトラブルシューティングまでできるようになるのがプロというもの。

1037 創処置・手技に慣れてきたら短時間でできるように工夫を。

▶テキパキやる。そのためにはどこで時間短縮ができるか考えないといけない。

1038 日勤でも夜勤でも食事をうまくとること。

▶隙間の時間を見つけて食べてください。「腹が減っては……」と言いますし、時間のマネジメントをうまくするのも研修です。

1039 血ガス、直腸診、耳鏡、肛門鏡…。自信のない手技は誰かについてもらうこと。

▶初めてする手技、見たことのない手技はひとりでしないこと。考えれば当たり前。

1040 研修してしばらく経ちました。できない処置はないですか？ 採血、点滴、血ガス、包帯、シーネ、ガウン・手袋、滅菌操作、導尿、胃管、血培…。

▶上級医なしでこれらの処置はできますか？ まだ挿管や中心静脈カテーテルとは言いません。聞けるのは研修医のうちですよ。

1041 未使用の診察室の電気はこまめに消そう。

▶電力の問題と、どの部屋が使用中なのか、他のスタッフにわかるようにする気遣いが大切。

1042 比較的ゆとりのある研修科（つまり暇な研修）であってもあんまりふらふらしないこと。

▶上級医から「そういえばあいつ見ないなあ……」なんてことにならないように。

1043 「専門外なので診られません」とは言わないこと。
▶ 話を聞いて診ることくらいはできる。処置や治療はできなくても適切な紹介をできるようになろう。

1044 勤務終了後に予定がある場合はそのことを早めに上級医に伝えておくこと。
▶ 研修医も人間。大切な予定は優先させてもよい。上級医も鬼じゃない（反対意見も聞こえてくるかもしれないが……）。予定があるとわかれば早く仕事をあげさせる努力をできる。でも当日の夕方に突然「実はこれから実家に……」と言われるのは困る。

1045 自筆で書くべき書類の代筆をしない（当直日誌など）。
▶ 代筆が可能であるならそもそも全部誰かに代筆してもらえばよい。よほどのことがない限り自分で書くこと。代筆するなら「（代筆）」と書く。

1046 外来の空気を読め。
▶ 混雑しているときにわざわざ今しなくてもいいようなことをするのは控える。時間がないときは適材適所。そのときに自分しかできないことを探せるように。

1047 検査は広く行ってもよいが、闇雲にはしない。
▶ 検査で何を疑っているのか、検査結果が陽性（もしくは陰性）だとその後の方針がどう変わるのか、を常に意識すること。

1048 広く検査を出しすぎたときのデメリットを知ること。
▶ 医療費の問題、偽陽性の解釈の問題、自身の成長の機会が奪われる問題。ほかにもある。

4 診療の心得 マナーと心得

1049 採血・点滴がうまくいかない。どうする？
▶ 複数回失敗したときは、時間をおいたり手（施行者）を替えたりすること。

1050 採血・点滴などが難しい患者がいる。
▶ 手（施行者）を替えると嘘みたいに入ることもある。

1051 採血・点滴を失敗された場合、あなたは何回まで耐えられますか？
▶ 自分だったら2〜3回くらいかなあ。4回目だったら、そろそろ交代してほしいなあ。きっと患者さんも一緒。

1052 失敗症例の共有などで、自分の症例と思われる症例が提示されても気にしない。
▶ 自分が失敗したことは他人も失敗し得る。その逆もしかり。失敗をみんなで共有しているだけなので自責の念にかられないこと。

1053 研修医は症例や手技に対して常に「飢えている」くらいがちょうどよい。
▶ 上級医もそれを察していろいろ譲ってくれる。

● ロールモデル

1054 研修が修了する頃には、2年間接してきた上級医全員の名前を思い出すこと。
▶ そして、できた（優秀な）上級医を今後の自分の見本にすること。これからもそういう上級医（ロールモデルという）を見つける努力をすること。

1055 そういう上級医がいなかったならばどうするか。
▶ そういう目で見ると見つかるものである。ロールモデルが見

つからないというのは見つける目がないだけで、実は身近にいるものである。……と言われている。

1056 でも本当にそういう上級医がいなかったらどうするか。
▶反面教師にすればよい。教師にならない教師はいない。

●レポート・原稿

1057 レポートを書くとか、時間を守るとか、人に迷惑をかけないとか、そういうことはきっちりしておくこと。
▶こういうことをきちんとしている人のことはみんな見ている。将来きっとよいことがある。

1058 研修レポートは早めに完成させておいたほうがよい。
▶どんどん完成させて「卒業見込み」は早くもらっておけ。

1059 研修レポートなんかに時間を費やすな。さくさくまとめて書いていけ。
▶勉強、睡眠、趣味、飲み会、読書……ほかにすることはたくさんある。時間は有限。

1060 内科専門医などで必要なために丁寧に研修レポートを書いている人も、まずは研修レポート用に簡単にさっと書くこと。
▶いったん研修レポートとしてOKをもらってから、それを専門医レポートにまとめたり、論文にまとめたり、学会に発表したりすればよい。

1061 論文、原稿、資料づくり…。間をおいて、しばらくしてから読み直すとおかしなところがわかってくる。
▶レポートくらいならよいが、投稿論文や原稿は完成したら少し寝かせておくこと。粗が見えてくる。

●学会

1062 興味のある学会は調べておいたほうがよい。
> ▶専門医・認定医制度では、学会への所属期間が問われることがある。早く学会に入ると、その分早く専門医・認定医になれる学会もある。一方で、後から学会に入ってもその分が考慮される良心的なところもある。

1063 自分の興味のある分野の学会は楽しい。
> ▶最近は若手医師を対象としたハンズオンセミナーや各種コースとコラボしている学会も増えてきている。

1064 せっかく学会に行ったのに、参加登録だけして遊び歩いてはいけない。
> ▶学会は勉強をさせてもらうところ。

1065 学会で勉強したことは病院の仲間と共有するとよい。
> ▶学会に行けたのは留守番をしていたスタッフのおかげ。他科に影響を与えていたこともある（外来や手術枠を削るなど）。恩返しできるよう心がけよう。

1066 自分の所属学会は、数年に1回、見直したほうがよい。
> ▶調子に乗って入りすぎていると、学会費がかさみ金銭的に響いてくる。自分に必要な学会、そうでない学会を数年に1回、見直したほうがよい。

1067 専門医でなくても専門医以上に実力のある先生がいる。
> ▶これからは専門医時代だと思われるが、こういう事実があることも知っておくこと。

● 診療・問診・態度・マナーなど

1068 部屋に案内したら最初にすることは「自己紹介」と「患者確認」。
- ▶患者確認は「名前」と「生年月日」を「自分で」言ってもらうこと。

1069 処置中に失敗しても「あっ」とか、「やばっ」とか言わないこと。
- ▶そのままです。

1070 病室のカーテンを開けるときにはまず声をかけ、返事があってからカーテンを開けること。
- ▶声をかけると同時にカーテンが開いたら患者さんはびっくりします。急なときを除き返事を確認すること。

1071 ノックは「2回」ではなく「3回」するもの。
- ▶……らしいです。2回はトイレのノックだそうで（筆者は恥ずかしながら最近知りました）。気にしている人もいるかも。どうでもいいと言わないで。

1072 問診は流れに沿ってスムーズに行えるように。
- ▶問診はテンプレートをうめる作業ではない。機械的にならないで。

1073 問診時は患者を見ること。パソコン画面と会話をしないように。
- ▶ブラインドタッチができない人は、患者の目を見て話を聞く時間を意識的にとるようにしよう。

1074 ERでの問診・診察で「1人に1時間」は時間をかけすぎ。常識的な時間で問診・診察を終えること。
▶「時間をとる＝丁寧」ではない。時間を意識するように。

1075 話がまとまらない場合や主訴が多い場合にはどうすればよい？
▶「今回はなぜ病院に来たのですか」とか「今一番つらいのは何ですか」など、焦点を絞るようにする。

1076 どなたと暮らしているのかということは貴重な情報。
▶独居であれば自立した生活ができているレベルということ。帰宅時の判断にも使える。

1077 未成年者の診察時は注意。
▶原則、病状説明時は親の同席を。検査・治療などでは親の同意も必要。

1078 女性の診察では女性スタッフについてもらうこと（患者の了承に関係なく同席してもらうこと）。
▶会陰部や直腸診は当然、胸部や腹部でも同席してもらうべきです。

1079 性交渉のパートナー。相手は同性のこともある。
▶同性愛であれば鑑別疾患も大きく変わる。性感染症や陰部に関する主訴の患者のときには特に注意。

1080 トラブルになりそうなリスク患者の診察や病状説明時には、他のスタッフに同席してもらう。
▶クレーマー、リピーター、暴力団、ちんぴら、アルコール患者、権利意識の強い人、病院長の知り合い、著名人、VIP患者など。実は我々医者や看護師もリスク患者。

1081 意識障害、鎮静下、難聴、認知症、高齢などの患者は質問に対して反射で「はい。はい。」と反応している場合がある。

▶ Yesの質問だけでなくNoで答える質問を交ぜる。「痛くないですか？」を「痛みますか？」と聞いたりする。

1082 お薬手帳を見るときは、古いものでないか（最終処方が数カ月前…）、それで全部か（複数の医院から処方がないか）などを注意する。

▶ 特にシールは注意。筆者は「手帳は本人の名前、シールは家族のものだった」という経験があります……。

1083 既往歴の問診で手術疾患がわかったら、手術を受けたかどうかを聞く。

▶ たとえば虫垂炎の既往がある右下腹部痛の患者を見たら、手術歴がなければ虫垂炎が鑑別疾患の上位になるし、手術歴があれば下位になる（残存虫垂炎という概念もあるので鑑別疾患から消えることはないが）。ほかにも開腹歴があれば、癒着性腸閉塞が上位になるなど。

1084 「造影CT」や「輸血」の同意書をもらうための説明を10数秒で終えていませんか？

▶ これらは同意書が必要なくらいの、負担のかかる検査や処置。それなりにしっかりとした説明をすること。ちょろちょろっとなんとなく同意書をもらって行うものではない。

1085 セット検査は便利。でも研修医は使うべきでない。

▶ セット検査は便利ですが、「思考」しなくなります。術前検査の落ちをなくすためとか、経験値が上がってからの実施はよいと思います。でも初期から「思考」しないと「成長」も初期に止まります。

4 診療の心得 マナーと心得

1086 異常値に反応すること。
▶ 熱もないのに頻脈とか、捻挫で受診している人が38℃あったりとかが多い。

1087 悪い検査結果を見て見ぬ振りしないこと。
▶ 予期せぬ検査値異常があれば、それは評価すること。たしかに「このCRP、なぜ高い？ 出さなければよかった……」などと思うことはある（評価しないくらいなら最初から出さなければよいのだが）。

1088 患者をひとり部屋に残して離れるときにはカルテを閉じておく。
▶ カルテだけでなく、書類関係には注意すること。

1089 患者さんをひとり部屋に残して離れるときには電子カルテも閉じておく。
▶ 救急受診患者一覧の画面なども閉じる。画面をみて、「あっ。○○さんも私と同じ病院を受診しているんだ」というのが他人にわかるのはまずいですよね。

1090 「○時までに帰らないといけないんです」と言われたら…。
▶ 考慮はしてあげる。が、できないことはできないとお話しし相談する。何時に終わるかわからないままだらだらするのが一番かわいそう。

1091 大動脈瘤・解離、外傷重症患者などのベッドからベッドへの移動。「よいしょ」→「どすん」で破裂、大出血して死亡する。
▶ 人数の確保と、「どすんと行かずにそぉーっと移動します」という声かけを必ずスタッフにすること。あなたが指示しな

ければいけない。

1092 患者移動。「3でいきます。いち、にー、のー、さん」はダメ（4拍だから）。

▶「いち、にー、さん」がベスト（3拍）。「いち、にのー、さん」もまあ一応OK（一応3拍）。違いがわかるかな？

1093 難聴の方の場合は聞こえているか確認をすること。

▶左右のどちらが聞こえやすいか尋ね、そちらの耳元で話したりするのもよい。

1094 聴覚障害者の方がたまに救急外来を受診される。筆談はちょっと大変。

▶ブラインドタッチができる人はパソコンでフォントを大きくしたMicrosoft wordなどを用いるとやりやすい。院内に手話ができるスタッフがいる場合もあるので、近くの誰かに相談を。

1095 救急外来では「軽症・緊急性なし」と判断した患者さんを「帰してあげるためのきっかけづくり」も必要。

▶きっかけがないと医者も帰しにくいし患者も帰れなくなってしまう。

●フォローアップのコツ

1096 患者住所がどこか。

▶フォローアップが必要な患者では、今後の利便性を考えた紹介が必要になるため、住所を聞く。通院は自宅近く、職場近くが通いやすい。

1097 患者さんの家に電話をしなければならないときは準備をして腰をすえてから。
  ▶ 静かな部屋で、電子カルテを立ち上げて、メモの準備をして……など。当然上級医には相談してから行う。

1098 自宅でどなたと生活しているのかを聞く。
  ▶ 独居の場合、帰宅後に具合が悪くなって、救急車を呼べないことがある。いざというときに近くに家族がいて、助けが得られるかは重要。

1099 主訴と関係がなくても異常があればそれは基本的に伝える。
  ▶ たまたま見つかった高血糖、肝嚢胞、側弯症、心電図異常など。差し支えなければきちんと情報提供する。もちろん必要に応じてフォローアップを勧める。

1100 旅行者を診察したときは、どこから来ているのか、いつからいつまでいるのか、誰と来ているのか、(必要な場合に)迎えに来る人はいるのかなどを聞くこと。
  ▶ 今後のフォローアップのためには地元で治療したいが、早期の治療介入のためには旅行先で治療したい、というジレンマがある。治療の中心をどこにするのかの検討のためにも上記情報が必要。

●家族とのやりとり

1101 一緒に来ている人の身元を確認すること。
  ▶ たとえば、一緒に診察室に入ってきた人が事故の加害者で、赤の他人であることも。

1102 施設入所中の場合など、家族は本人のことを知らないことがある。

▶善し悪しは別にして、こまめにお見舞いに行く家族もいれば、数カ月音沙汰がない家族もいる。

1103 患者ご家族は患者さん本人と非常に仲が悪いことがある。

▶患者さん本人とご家族のどちらに詳しく病状説明をするか、状況や地域によっても変わることがあるようだが、ご家族にしなければいけない場合は、家族とはいえ気をつけること。

1104 患者家族について。勝手に帰宅させてはいけない家族がいる。

▶重症患者、急変する可能性がある患者、手術の可能性がある患者、未成年患者、意思疎通が難しい患者など。ご家族の帰宅許可を出す前に上級医に確認すること。

1105 子どもが転倒で受傷。目撃者は兄弟。

▶兄弟は何歳？ 園児なのか高校生なのか？ などで信憑性が異なる。また兄弟が怪我をさせてしまった恐れがあるときには情報が不正確になるかも。

●難しい患者さんの対応

1106 絶対に譲れない検査や治療があるにもかかわらず、拒否して帰りたいという患者がいたとき。

▶AMA（Against Medical Advise）として特別な対応が要求される。すぐに上級医に相談する。

＊林 寛之：ステップビヨンドレジデント1 救急診療のキホン編. 羊土社, 2006, p107-8.

1107 治療をどうするのか最後に決めるのは患者。

▶ 嫌がる治療をするのは犯罪。注射も縫合も免許と同意がなければ傷害罪。

*林 寛之：ステップビヨンドレジデント1 救急診療のキホン編．羊土社，2006, p107-8.

1108 基本的には十分な情報提供をして一緒に考えるというスタンス。

▶ 押しつけはダメ。でも丸投げもダメ。専門家としてのおすすめは提案できるように。

1109 治療が必要なのに拒否されてしまったら。

▶ ベストな治療ではなく、ベターな代替案を提示せよ。入院拒否なら外来フォロー、手術拒否なら投薬治療などを検討。

1110 明日の外来予約を勧めたけど「仕事があるので夜しか来られない」と言っている。

▶ 夜は医療資源が限られている。日中、仕事を休まなければいけないくらい重い病状であることを説明。

1111 「帰りたければ帰ればいい」で本当にいいか。

▶ なぜ帰らなければいけないのか。再診は無理か。帰宅を止めることはできないが、それでもできる医療的介入がないか考える。

1112 判断能力がないと思われる患者は帰宅させてはならない（意識障害、飲酒状態、薬物中毒、精神科疾患）。

▶ 「正常な判断」ができないのだから帰宅させてはいけない。「車にひかれた酔っぱらい。帰りたがっているので検査せずに帰します」はまずい。必要なら抑制、鎮静などを検討。当然本人、家族には十分に説明。

*林 寛之：ステップビヨンドレジデント1 救急診療のキホン編. 羊土社, 2006, p109.

1113 複数名で対応する。
▶自分だけで病状説明しても客観性がない。必ずスタッフを同席させる。その記録も残してもらう。

1114 家族への電話　説得編。
▶家族から本人を説得してもらうのもよい。家族から強く勧められ治療を受け入れてくれることもある。ただし家族への連絡も患者本人の同意が必要。

1115 家族への電話　病状説明編。
▶極端な話、帰宅後心肺停止になったら、クレームが来るのは家族から。こういう事情で本人納得の上帰宅となる、ということを伝えておく。

1116 帰宅時に誓約書を書いてもらうこともある。
▶医療の必要性に関する十分な説明を受けたが、納得の上帰宅する、という内容のもの。

1117 カルテにも内容をしっかり残す。
▶カルテ記載がなければ後で問題になったときにどうすることもできない。カルテもしっかり書いておく。

1118 クレームの多くはコミュニケーション不足で起こっている。
▶救急外来では一見さんが多い。一般外来や病棟と違い時間をかけて良好な医師患者関係を築くということができない。頻回の接触と誠実な対応でそこをカバー。

1119 少しでもクレームになりそうであれば早期に指導医に相談する。
▶ 大火事になってからでは遅い。火はぼやのうちに食い止めろ。

1120 過去に問題のあった患者はカルテに情報が書いてあることがある。
▶ 病院によってはブラックリストがある。あらかじめわかっていれば上級医への相談、診察時に看護師を必ず同席させるなどの対応を。

1121 一番大切なのは…
▶ 本当は一番大切なのは「クレーム対応」でも「訴訟の防止」でもない。すべては「患者のため」である。困ったらそれを思い出すこと。帰宅時も、病院に来たくなったらいつでも来てもらうよう説明。

おわりに

　本書を最後までお読みいただき本当にありがとうございました。書き進めていくうちに気が付いたら内容が1000を越えてしまいました。まずは1つでも2つでも構いません。「そういえばどこかで聞いた事があるぞ」と日常の診療で思い出していただき、患者さんの治療に役立てていただければ著者冥利に尽きます。

　さて、この10年でわかったことは主に2つあります。1つは既に「はじめに」に書かせていただいた「落とし穴」のことです。もう1つは、ERには、患者さんを救うという共通の旗のもとに集まった「たくさんの仲間がいる」ということです。

　ERには本当にたくさんの仲間がいます。研修医、看護師、看護アシスタント、救命士、リハスタッフ、救急医は、救急外来を主戦場として最前線で戦っています。また言うまでもなく、検査課、放射線課、薬剤課、事務課の協力なくしてERは成り立ちません。我々ERスタッフが戦線で戦えるのは、各診療科の先生方、病棟のスタッフ、他の外来のスタッフなど、病院中のスタッフが後ろ盾になって支えてくれているからです。そしてさらにその周囲には地域の診療所や病院、消防を中心とした救急のネットワークのような頼れる拠り所があります。ERという戦線で目の前のことだけを見ていると見えにくくなってしまいますが、ERとその周りにはたくさんの仲間がいて、様々な人達によって強固に支えられているのだということを忘れてはいけないと再度感じました。救急医療を支えてくださっているすべての人に感謝致します。

　最後に、私のようなしがない医者の企画を快く受け、本としてまとめていただいた、日本医事新報社と鳥居丈裕さんに感謝の意を表します。

　　　　　　　　　　　　　　　　　　　　　　　　　　　　山本基佳

INDEX

【A～Z】

- ACE阻害薬 2
- afterdrop 189, 190
- Against Medical Advise 281
- All or None 136
- Alvarado score 81
- AMA 281
- AMS 192
- anterior fat pad sign 92
- anterior humoral line 92
- ATP製剤 73
- bDMARD 3
- Bohler角 97
- Brugada症候群 67, 68
- Bryant's sign 163
- B症状 46
- Bライン 68
- CAGE questions 178
- CAT MUD PILES 31
- Centor criteria 156
- Child Pugh分類 15
- *Clostridium difficile* 感染 9
- CO_2ナルコーシス 22
- cold diuresis 189
- Cotton骨折 96
- CO中毒 226
- CWAP 221
- Diabetic Ketoacidosis 24
- DKA 24
- DOPE 206
- DUMBELS 228
- D-ダイマー 6
- FAILURE 74
- fast edema 66
- fat pad sign 91
- FDP 6
- FFP 131
- Fisher症候群 43
- Fitz-Hugh-Curtis症候群 140
- Friedewald式 5
- Garden分類 87
- Gustilo分類 86
- H_2ブロッカー 130
- HACE 192
- HAE 131
- HAPE 192
- HELLP症候群 139, 140
- HHS 24
- Hoover徴候 37
- HSV-1 171
- HSV-2 171
- HUS 10
- Hutchinson's sign 172
- Hyperosmolar Hyperglycemic State 24
- Jackson test 99
- Jacoby線 197
- KUB 161, 166
- KUSSMAUL 30
- Lasègue sign 38
- LDH高値 46
- lipid rescue 196
- lung sliding sign 80
- MANTRELS score 81
- Mingazzini試験 36
- MONA 69
- Mondor病 75
- MUDPILES 31
- Na負荷 33
- NSAIDs 2, 21, 146
- N-アセチルシステイン内用液 225
- PAM 229
- paradoxical behavior 189
- precordial catch 76
- pseudo VT 72
- PSVT 73
- QT延長 68
- radiocapitellar line 92
- rewarming shock 189, 190
- Rumack-Matthew 225
- SaO_2 265
- second impact syndrome 42
- sentinel bleed 148
- Severe Fever with Thrombocytopenia Syndrome 50
- SFTS 50
- slow edema 66
- SLRテスト 37
- SLUDGE/BBB 228
- SpO_2 265
- SpO_2モニタ 237
- Spurling test 99
- straight-leg-raising test 37
- thrombotic thrombocytopenic purpura 46

TIA ……… 208
TTP ……… 46
Wernicke脳症 ……… 26
WPW症候群 ……… 72, 73

【数字】
3号液 ……… 4
6H6T ……… 218

【あ】
アキレス腱 ……… 97
悪性外耳道炎 ……… 154
悪性リンパ腫 ……… 46
握力 ……… 85
アスピリン喘息 ……… 21
アセトアミノフェン中毒 ……… 225
圧痕性浮腫 ……… 66
アドレナリン ……… 128
アナフィラキシー ……… 128
アニオンギャップ開大型のアシドーシス ……… 30
アニサキス ……… 13, 81, 124
アミラーゼ ……… 16
アルコール依存 ……… 26, 178

【い】
異型輸血 ……… 217
維持液 ……… 4
意識障害 ……… 23, 24, 208, 277
胃洗浄 ……… 224
胃腸炎 ……… 12, 120, 140
胃痛 ……… 11
一過性意識障害 ……… 208
一過性脳虚血発作 ……… 208
縊頸 ……… 221
一酸化炭素中毒 ……… 58, 169, 226
遺伝性血管性浮腫 ……… 131
異物誤飲 ……… 80, 147
医療安全報告書 ……… 245
イレウス ……… 81
胃瘻 ……… 15
陰茎折症 ……… 164
院内紹介状 ……… 247
陰部潰瘍 ……… 166
インフルエンザ ……… 2
インフルエンザ迅速試験 ……… 58

【え】
栄養障害 ……… 4, 169

エコー ……… 180
エピペン® ……… 129
エボラウイルス病 ……… 54
エボラ出血熱 ……… 54
エルシニア腸炎 ……… 10, 81

【お】
黄視症 ……… 149
黄疸 ……… 169
横突起骨折 ……… 100
横紋筋融解症 ……… 32
お薬手帳 ……… 277
汚染創 ……… 256
おむつ ……… 255
音叉 ……… 38

【か】
海外渡航歴 ……… 52
疥癬 ……… 170
咳嗽 ……… 19
顎関節脱臼 ……… 177
火災 ……… 227
下肢深部静脈血栓症 ……… 74
下肢バレー徴候 ……… 36
風邪 ……… 2, 234
家族の突然死歴 ……… 67
家族歴 ……… 236
可塑性変形 ……… 92
下腿浮腫 ……… 66
肩関節脱臼 ……… 89
肩関節の激痛 ……… 91
褐色細胞腫 ……… 25, 27
活性生菌製剤 ……… 9, 10
活性炭 ……… 223, 224
カッパー統計値 ……… 238
ガドリニウム造影剤 ……… 183
金縛り ……… 26
カルテ ……… 264
川崎病 ……… 146
眼窩蜂窩織炎 ……… 151
換気トラブル ……… 206
肝細胞がん ……… 16
カンジダ症 ……… 51
関節穿刺 ……… 89
感染の4徴 ……… 111
浣腸 ……… 11
肝動静脈瘻 ……… 18
眼内異物 ……… 152
柑皮症 ……… 169

INDEX

カンピロバクター ……… 10
寒冷利尿 ……… 189
【き】
奇異性塞栓症 ……… 18
奇異反応 ……… 189
気管内投与 ……… 205
気胸 ……… 80
キサントクロミー ……… 40
希死念慮 ……… 179
気腫性腎盂腎炎 ……… 164
偽性心室頻拍 ……… 72
偽性胆石症 ……… 16
キーゼルバッハ部位 ……… 155
ぎっくり腰 ……… 84
急性アルコール中毒 ……… 178
急性陰嚢症 ……… 162
急性間欠性ポルフィリン症 ……… 13
急性高山病 ……… 192
急性喉頭蓋炎 ……… 157
牛乳 ……… 31, 176
牛乳アレルギー ……… 120
吸入酸素濃度 ……… 201
狂犬病 ……… 55
胸骨圧迫 ……… 218
胸痛 ……… 65, 75, 170
共同偏視 ……… 36
胸部CT ……… 182
胸部X線 ……… 181
胸部圧迫感 ……… 65
胸部絞扼感 ……… 65
胸腰椎 ……… 101
局所麻酔 ……… 194
局所麻酔点眼薬 ……… 149
局麻アレルギー ……… 194
局麻中毒 ……… 195
ギラン・バレー症候群 ……… 11, 43
緊急手術 ……… 80
緊急透析 ……… 29
筋弛緩薬 ……… 26, 27
【く】
クインケ浮腫 ……… 131
空気感染 ……… 48, 171
くも膜下出血 ……… 40
グリセリン浣腸 ……… 11
クリーム ……… 168
クーリング ……… 188
クレーム ……… 283

【け】
頸椎 ……… 98
頸椎カラー ……… 99
頸椎捻挫 ……… 99
経皮的酸素飽和度 ……… 265
経皮的酸素飽和度モニタ ……… 237
経皮ペーシング ……… 219
血液ガス分析 ……… 202
結核 ……… 19
血管性浮腫 ……… 131
結晶性関節炎 ……… 5
血小板低値 ……… 46
血小板輸血 ……… 217
血精液症 ……… 159
血栓性血小板減少性紫斑病 ……… 46
血便 ……… 13
結膜下出血 ……… 150
下痢 ……… 9
減塩 ……… 34
肩甲骨骨折 ……… 101
肩鎖関節脱臼 ……… 89
【こ】
高K血症 ……… 29
高アンモニア血症 ……… 15
抗インフルエンザ薬 ……… 61, 138
高エネルギー外傷 ……… 220
後果 ……… 96
光覚弁 ……… 149
抗菌薬含有軟膏 ……… 106
抗甲状腺薬 ……… 27
高山病 ……… 192
甲状腺クリーゼ ……… 25, 27
高地脳浮腫 ……… 192
高地肺水腫 ……… 192
喉頭鏡 ……… 203
後頭神経痛 ……… 40
抗ヒスタミン薬中毒 ……… 169
硬膜動静脈瘻 ……… 18
誤嚥性肺炎 ……… 236
呼吸数 ……… 236
黒色便 ……… 13
骨折 ……… 83
骨盤内出血 ……… 139
骨盤斑 ……… 166
固定 ……… 83, 87, 107
コードブルー ……… 268
コハク酸エステル型ステロイド ……… 21

コーヒー残渣様嘔吐 …… 178
ゴミ …… 255
コレステロール …… 5
コンサルト …… 247
コンパートメント症候群 …… 32, 87
【さ】
災害弱者 …… 221
再加温ショック …… 189
細菌性髄膜炎 …… 38
坐骨神経痛 …… 37
サバアレルギー …… 121
詐病 …… 37, 85
左右差 …… 185
三果骨折 …… 96
酸化マグネシウム製剤 …… 11
酸素投与 …… 198
酸素流量 …… 201
散瞳 …… 229
【し】
ジギタリス中毒 …… 149
子宮外妊娠 …… 139
刺咬症 …… 174
歯根膜 …… 176
自殺未遂 …… 179
耳珠 …… 102
視床梗塞 …… 41
指数弁 …… 149
持続勃起症 …… 163
膝関節脱臼 …… 95
膝蓋骨脱臼 …… 95
湿潤治療 …… 104
シートベルト …… 219
自尿 …… 29, 183
シーネ固定 …… 88
指鼻試験 …… 36
耳鳴 …… 154
縦隔気腫 …… 14, 80
重症貧血 …… 53
縮瞳 …… 209, 223, 229
出勤停止期間 …… 63
出席停止期間 …… 63
手動弁 …… 149
授乳 …… 141
紹介状 …… 251, 253
消化管穿孔 …… 12
踵骨骨折 …… 97
上肢バレー徴候 …… 36

舟状骨骨折 …… 93
上唇小帯 …… 102
掌蹠膿疱症 …… 75, 170
小児の胸痛 …… 76
静脈血による血液ガス分析 …… 202
褥瘡感染 …… 48
食道挿管 …… 204
植物片 …… 106
除細動 …… 219, 268
女性 …… 276
視力低下 …… 151
心窩部痛 …… 13
神経診察 …… 36
人工呼吸管理 …… 206
心室頻拍 …… 72
滲出液 …… 106
腎性全身性線維症 …… 183
新鮮凍結血漿 …… 131
新鮮凍結血漿FFP …… 217
診断書 …… 252
人中 …… 102
心電図 …… 67
振動覚 …… 38
心肺停止 …… 218
蕁麻疹 …… 121
腎瘻 …… 159
【す】
膵炎 …… 16
水晶体脱臼 …… 150
水痘 …… 48
水疱 …… 75
水疱膜 …… 110
髄膜炎 …… 38
スキサメトニウム …… 27
ステロイド …… 21, 99, 126
ステロイド軟膏 …… 168
スベスベマンジュウガニ …… 231
【せ】
正確な所見がとれない …… 99, 100
性感染症 …… 165
精巣捻転 …… 162
背板 …… 218
生物学的疾患修飾抗リウマチ薬 …… 3
赤唇 …… 102
脊髄炎 …… 43
咳止め …… 2, 213
絶飲食 …… 241

INDEX

石灰沈着性腱板炎 …… 91
全か無かの法則 …… 136
前脛骨部 …… 103
穿刺後頭痛 …… 196
全身麻酔 …… 194
喘息 …… 20
旋尾線虫 …… 81
喘鳴 …… 22
【そ】
造影CT …… 182, 277
造影剤 …… 182
造影剤アレルギー …… 22
造影剤腎症 …… 183
爪下血腫 …… 113
総合感冒薬 …… 2, 62
総合ビタミン剤 …… 4
爪周囲炎 …… 171
創内異物 …… 114
創の感染予防 …… 105
創の収縮 …… 108
総腓骨神経麻痺 …… 97
足趾腫脹 …… 5
鼠径ヘルニア嵌頓 …… 81
【た】
体重変化 …… 235
帯状疱疹 …… 75, 171
帯状疱疹後神経痛 …… 172
帯状疱疹の汎発疹 …… 171
大腿骨頸部内側骨折 …… 87
大腿骨頸部骨折 …… 94
大腸菌死菌軟膏 …… 14
大動脈気管瘻 …… 18
大動脈腸管瘻 …… 18
脱臼整復 …… 90
脱分極型筋弛緩薬 …… 27
脱落歯 …… 176
ダニ麻痺症 …… 43
たばこ …… 148
多発骨髄炎 …… 51
単位 …… 266
胆石 …… 16
断端虫垂炎 …… 81
胆道消化管瘻 …… 18
【ち】
痔 …… 14
チアミン …… 4, 26
チクングニア熱 …… 54

遅発性腸管損傷 …… 80
中心加温 …… 189
中心性脊髄損傷 …… 99
虫垂炎 …… 12, 81
中枢温 …… 186
中節部 …… 102
肘内障 …… 93
超音波 …… 180
腸閉塞 …… 81
直腸膀胱瘻 …… 17
鎮咳薬 …… 2
鎮静薬 …… 26
【つ】
椎骨動脈解離 …… 84
痛風 …… 5
津波肺 …… 51
釣り針 …… 113
つわり …… 139
【て】
低K血症 …… 30
低アルブミン …… 67
低温熱傷 …… 111
低血糖 …… 23, 53
低体温 …… 188
低ナトリウム血症 …… 178
テオフィリン …… 20
溺水 …… 51, 190
テトロドトキシン …… 231
テーピング …… 107
電解質異常 …… 32
てんかん …… 37, 146
デング出血熱 …… 54
デング熱 …… 54
天然痘 …… 48
【と】
同意書 …… 277
同音異義語 …… 262
動悸 …… 71
糖質制限 …… 34
凍傷 …… 190
透析 …… 29
頭部CT …… 181, 182
動脈血酸素飽和度 …… 265
投与回数 …… 210
投与経路 …… 210
投与方法 …… 210
トライエージ® …… 224

【な】
ナイアシン欠乏 …… 4
内眼角 …… 102
内頸動脈海綿静脈洞瘻 …… 18
軟膏 …… 168
難聴 …… 154, 279
【に】
日射病 …… 187
ニトログリセリン …… 70
乳腺炎 …… 142
尿管結石 …… 160
尿検査 …… 135
尿潜血 …… 159
尿道カテーテル …… 158
尿中hCG …… 134, 135, 144
尿閉 …… 158
妊娠 …… 134
妊娠高血圧症候群 …… 139
妊婦の呼吸困難 …… 141
【ね】
熱痙攣 …… 187
熱失神 …… 187
熱射病 …… 187
熱性痙攣 …… 146
熱帯熱マラリア …… 52, 53
熱中症 …… 187
熱疲労 …… 187
練り歯磨き …… 22
捻挫 …… 84
【の】
脳虚血 …… 41
脳死 …… 221
脳腫瘍 …… 146
ノック …… 275
【は】
肺水腫 …… 68
排便習慣 …… 235
白唇 …… 102
破傷風 …… 115
バストバンド …… 89
バックボード …… 220
抜糸 …… 109
歯の保存液 …… 176
パム …… 229
汎血球減少 …… 46
【ひ】
非圧痕性浮腫 …… 66

鼻出血 …… 155
皮疹 …… 169
鼻唇溝 …… 102
ヒスタミン中毒 …… 123
ヒ素中毒 …… 43
非脱分極型筋弛緩薬 …… 27
ビタミンB_1 …… 4
ビタミンC …… 4
鼻中隔血腫 …… 155
鼻中隔穿孔 …… 17, 155
鼻内異物 …… 156
皮膚黄染 …… 169
皮膚の発赤 …… 112
瘭疽 …… 171
表面加温 …… 189
ヒョウモンダコ …… 231
ピリン系 …… 121
頻脈性心房細動 …… 71
【ふ】
風疹 …… 49
複視 …… 149
副腎不全 …… 25
フグ毒 …… 231
腹部CT …… 182
不明熱 …… 47
フラットリフト …… 220
フリードワルド式 …… 5
フルストマック …… 80, 241
プレゼンテーション …… 258
プレ不明熱 …… 47
【へ】
ペースメーカ …… 222
ペニシリンアレルギー …… 121
ペラグラ …… 4
ヘルニア …… 235
ヘルペス脳炎 …… 39
【ほ】
蜂窩織炎 …… 112
膀胱炎 …… 164
包帯 …… 87
保温 …… 189
補体製剤 …… 131
ボタン電池 …… 147
ホルター心電図 …… 68
【ま】
マグネシウム中毒 …… 231
マクロアミラーゼ血症 …… 16

INDEX

麻疹 …… 49
マスク …… 255
マダニ咬傷 …… 49
末梢温 …… 186
マットレス縫合 …… 107
マムシ …… 231
マラリア …… 52
マロリーワイズ症候群 …… 14
【み】
水中毒 …… 178
未成年者 …… 276
脈拍 …… 66
ミルクアルカリ症候群 …… 31
ミンガッツィーニ試験 …… 36
【む】
無機ヨード …… 27
無菌性髄膜炎 …… 39
虫刺され …… 172
虫刺症 …… 174
胸がつかえる …… 14
紫色尿バッグ症候群 …… 160
【め】
メイロン® …… 33
メタノール中毒 …… 230
メチルアルコール中毒 …… 230
めまい …… 154
免疫抑制 …… 3
【も】
モンドール病 …… 75
門脈血栓症 …… 80
【や】
薬剤移行 …… 141
薬剤性髄膜炎 …… 39
薬疹 …… 170
ヤコビー線 …… 197
【ゆ】
有機リン中毒 …… 223, 228
尤度比 …… 237
指ブロック …… 112
指輪 …… 242
【よ】
溶血性尿毒症症候群 …… 10
腰椎穿刺 …… 196
溶連菌感染 …… 156
予防接種 …… 48, 115, 241
【ら】
ライム病 …… 43, 50

雷鳴頭痛 …… 40
ラテックス …… 120
卵円孔開存 …… 18
卵巣出血 …… 139
【り】
リズムコントロール …… 72
リチウム電池 …… 147
リパーゼ …… 16
略語 …… 259
流行性角結膜炎 …… 151
両側性の顔面神経麻痺 …… 43
鱗屑 …… 169
【る】
ルーマック・マシュー …… 225
【れ】
レートコントロール …… 72
【ろ】
ログロール …… 220
肋骨骨折 …… 101
ロールモデル …… 272
【わ】
若木骨折 …… 91

【ギリシャ文字】
α 遮断薬 …… 27
β_2 受容体刺激薬 …… 20
β 遮断薬 …… 27
κ 統計値 …… 238, 239

著者紹介

山本基佳 (やまもと もとよし)
社会医療法人財団 慈泉会 相澤病院
救命救急センター 副センター長
卒後臨床研修センター 副センター長

昭和55年神奈川県生まれ。平成18年東京慈恵会医科大学卒業。

中学生の頃に読んだ「ブラックジャック」と高校生の頃に観たテレビドラマ「ER」に影響され医学部へ。「オールマイティに診る医師」を志す。大学卒業後は長野県松本市にある相澤病院で初期研修を開始し、2年間で約2000人をERで診療。初期研修終了後はER医になるため症例数の多い同院で後期研修を開始。最短距離で専門医を取得するため奮起していたが、専門医試験当日に長男が誕生。専門医取得は翌年に持ち越しになりつつも幸せな日々を過ごす。平成26年より現職。現在は救急外来で初期研修医、後期研修医らとともに地域の救急医療の一端を担っている。

「研修医教育を通して『ER診療力』の全体的な底上げをすること」、「仲間を増やして日本全国どこにいても適切な初期治療を受けられるような社会をつくること」をミッションに掲げ活動中。
モットーは「専門外でもまずは診る!」

資格
日本救急医学会救急科専門医
日本麻酔科学会麻酔科専門医

ER必携
救急外来Tips 1121

定価（本体3,700円＋税）

2017年4月23日第1版
2017年10月11日2刷

編 者	山本基佳（やまもと もとよし）
発行者	梅澤俊彦
発行所	日本医事新報社　www.jmedj.co.jp
	〒101-8718　東京都千代田区神田駿河台2-9
	電話（販売）03-3292-1555　（編集）03-3292-1557
	振替口座　00100-3-25171
印 刷	ラン印刷社

DTP／朝日メディアインターナショナル株式会社

©Motoyoshi Yamamoto 2017 Printed in Japan
ISBN978-4-7849-4605-1　C3047　¥3700E

本書の複製権・翻訳権・上映権・譲渡権・公衆送信権（送信可能化権を含む）は（株）日本医事新報社が保有します。

JCOPY ＜(社)出版者著作権管理機構　委託出版物＞

本書の無断複写は著作権法上での例外を除き禁じられています。複写される場合は、そのつど事前に、(社)出版者著作権管理機構（電話 03-3513-6969、FAX 03-3513-6979、e-mail：info@jcopy.or.jp）の許諾を得てください。